Michael Lasar · Ulrich Trenckmann (Hrsg.)

Friedrich

Persönlichkeit und psychische Erkrankung

Vorwort

Person, Persönlichkeitsstörung und psychische Erkrankung

Mit dem Begriff der Persönlichkeit beschreiben wir im alltäglichen Sprachgebrauch unser einzigartiges, individuelles, autonomes Selbst. Der postmoderne Mensch glaubt fest an seine unverwechselbare, selbstbestimmte Individualität, seine Einzigartigkeit. All zu leicht gerät die Fragilität des Selbst im Alltag aus dem Blick. Der in der Psychiatrie Tätige weiß um die Verletzlichkeit des Ichs. Er kennt beispielsweise Phänomene der Selbstentfremdung, der Depersonalisation. Psychisch Kranke mit schwerer Depression beispielsweise beschreiben die eigene Person avital „wie einen Roboter". Sie hätten nichts mehr gespürt, alles nur noch mechanisch gemacht. Schon Wilhelm Griesinger sah im vorletzten Jahrhundert die Entfremdung als ein Grundmerkmal seelischer Krankheiten an. Das Französische bezeichnet psychische Erkrankungen insgesamt sogar mit dem Begriff der „aliénation". Es bedarf allerdings nicht des Exkurses in psychopathologische Phänomene, um gewahr zu werden, wie korrekturbedürftig unser Bild von uns selbst als selbstbestimmte autonome Persönlichkeit ist. Gesellschaftliche Zwänge, die den einzelnen von seiner „wahren Natur" entfremden, beschrieb beispielsweise in seiner Kritik der kapitalistischen Gesellschaft schon Karl Marx. Aber nicht nur der soziale Kontext hat Einfluss auf die Ausformung einer Persönlichkeit, sondern auch der biologische Grund, auf den unser scheinbar so freies, selbstbestimmtes Ich gebaut ist. Gerade in den letzten Jahrzehnten lieferten die Neurobiologie und die psychiatrische Genetik eine Fülle von Indizien dafür, wie weit der einzelne Mensch in seiner Persönlichkeit durch biologische Determinanten bestimmt ist. Die Persönlichkeit eines Menschen ist zudem eine dialektische Einheit von Statischem und Veränderbarem. Dies macht sich letztlich auch die Psychotherapie zunutze.

Etymologisch leitet sich der Begriff „Person" vom lat. *persona* ab. Ursprünglich war damit die Maske im antiken Theater bezeichnet, später dann auch der Schauspieler und seine Rolle. Die Etymologie des Wortes Person verweist somit auf eine Doppelbedeutung: auf der einen Seite sehen wir Persönlichkeit als Inbegriff des individuellen selbstbestimmten autonomen Selbst, auf der anderen Seite wissen wir alle, dass wir in vielen Rollen stecken, nicht „aus unserer Haut" können.

Dieses Dilemma ist besonders deutlich im Bereich der Persönlichkeitsstörung. Frühere Bezeichnungen waren beispielsweise Psychopathie, abnorme Persönlichkeiten und Charakterneurose. Gemeint waren immer Menschen mit besonders akzentuierten Wesensmerkmalen. Psychiatrische Klassifikationssysteme der Vergangenheit ordneten sie sehr unscharf einem Grenzbereich zwischen gesund und krank zu. Als behandlungsbedürftig wurden sie dann angesehen, wenn es einen Leidensdruck und Veränderungsbereitschaft gab. Derartige vage Kriterien zur Unterscheidung zwischen gesund und krank hielten naturgemäß einer Überprüfung nicht stand. Die pejorativen Beiklänge der früheren, in ihrer Wortwahl sehr drastischen Typisierung akzentuierter und psychopathischer Menschen bestehen heute nur scheinbar nicht mehr. Zwar sind die modernen operationalisierten Klassifikationssysteme vermeintlich atheoretisch und scheinbar objektiv, haben sie doch den Anspruch der reinen Deskription. Dennoch hat der Begriff der Persönlichkeitsstörung ärgerliche Unschärfe. Was unterscheidet eigentlich sich akzentuiert verhaltende Menschen von „Normalpersönlichkeiten"? Sind es „krankhafte" oder „krankheitswertige" Eigenschaften einer Persönlichkeit, die den Psychiater und Psychologen veranlassen, ihn klassifikatorisch in das Spektrum psychiatrischer Störungen einzuordnen? Sind es nicht vielmehr oft Schwierigkeiten in der

Beziehungsgestaltung und sozial störende Verhaltensweisen, die zum Beispiel mitbedingen, dass man von antisozialer Persönlichkeit spricht? Besonders im Bereich von Sexual- und Gewaltstraftätern sind Psychiatrie und Psychologie in den letzten Jahrzehnten im zunehmenden Maße Kompetenzen zugeschrieben, obwohl gerade in diesem Bereich mehr Fragen offen als beantwortet sind. Beiträge von Frau Douka von Bormann, Herrn Schmalbach und Herrn Urbaniok aus Berlin und Zürich beschäftigen sich ebenso mit dieser Problematik wie der Beitrag von Trenckmann „Das so genannte Böse - die antisoziale Persönlichkeit“.

Zusammenhänge zwischen Persönlichkeit und psychischer Erkrankung sind ein Faszinosum. Die Spekulation darüber ist so alt wie die Psychiatrie selbst. Cesare Lombrosos Buch „Genio e Folia“ (Genie und Wahnsinn, 1863) war ein Bestseller über ein halbes Jahrhundert. Auch Sigmund Freud spekulierte über die Zusammenhänge zwischen der anankastischen Persönlichkeit und der Zwangserkrankung. Ein Beitrag auf den Dortmund-Hemeraner Tagen von Frau Kirschmann und Mitarbeitern fasst unser heutiges Wissen über die zwanghafte Persönlichkeit zusammen.

Ernst Kretschmer schien schließlich der großen Wurf mit dem Buch „Körperbau und Charakter" (1921) zu gelingen. Er konstruierte ein Kontinuum zwischen körperlichen Konstitutionstypen, akzentuierten Charakteren und diesen jeweils zugeordneten psychischen Störungen. Sein Ansatz war nur sehr bedingt von heuristischem Gewinn. Bestand hatte beispielsweise das Persönlichkeitskonstrukt „Typus melancholicus“ von Hubertus Tellenbach, als ein durch Pedanterie, Rigidität, hohem Leistungsanspruch gekennzeichneten Persönlichkeitstypus, der mit bestimmten Depressionsformen und -verläufen korreliert.

Vieles ist allerdings offen - auch nach 150 Jahren des Spekulierens in der Psychiatrie zum Zusammenhang zwischen Persönlichkeit und psychischer Erkrankung.

Moderne Klassifikationssysteme wie das DSM-IV sind multiaxial, berücksichtigen damit zumindest die Dimensionen von Persönlichkeit und Erkrankung. Es gibt vielfältige Interdependenzen, die zudem im Lebensweg und im Krankheitsverlauf Modifikationen unterliegen. Heuft beispielsweise setzt sich im vorliegenden Buch in einem Abschnitt mit dem höheren Lebensalter und der Persönlichkeit auseinander. Spätestens seit Birnbaum ist man es in der Psychiatrie gewohnt, pathogenetische Faktoren von pathoplastischen Faktoren zu unterscheiden. Der prämorbiden Persönlichkeit wird oft der Stellenwert eines pathoplastischen Faktors zugeschrieben. Seit Birnbaums Thesen in den 20er Jahren des vergangenen Jahrhunderts ist die Entwicklung weitergegangen.

Bereits mit dem Verweis auf den „Typus melancholicus“ haben wir angemerkt, dass sich bei einem Teil der psychischen Störungen charakteristische prämorbide Persönlichkeitszüge finden. Bei zykloiden Charaktermerkmalen, die eine gewisse Korrelation zu Zyklothymie bzw. bipolaren affektiven Störungen zeigen, ist allerdings oft die Frage aufgeworfen worden, ob sich in derartigen Wesenszügen nicht schon Vorformen der Erkrankung selbst ankündigen. Auch bringen psychische Störungen Persönlichkeitsveränderungen mit sich, die wiederum für die Therapieplanung mithandlungsanleitend sein sollten. Frau Daum aus Bochum beispielsweise geht im vorliegenden Buch auf Persönlichkeitsänderungen bei organischen Hirnschädigungen ein.

In der Hoffnung, dass der Leser der Beiträge etwas spürt von der offenen und diskussionsfreudigen Atmosphäre bei den Dortmund-Hemeraner Tagen zur Persönlichkeit und zu psychischen Erkrankungen, wurde der nachfolgende Referateband gestaltet.

Prof. Dr. U. Trenckmann

Inhaltsverzeichnis

Autorenverzeichnis

Bandelow, B, Prof. Dr., Poliklinik für Psychiatrie der Universität Göttingen, Robert-Koch-Straße 40, 37075 Göttingen

Daum, I, Prof. Dr., Ruhr-Universität Bochum, Fakultät für Psychologie/AE Neurologie, Gebäude GAFO 05/616, Universitätsstraße 150, 44780 Bochum

Douka von Bormann, H, Dr. med., Gossler Straße 22, 12161 Berlin-Steglitz

Heuft, G, Prof. Dr., Klinik und Poliklinik für Psychosomatik und Psychotherapie, Domagkstraße 22, 48149 Münster

Hornung, P, Prof. Dr., Rheinische Kliniken Bonn, Kaiser-Karl-Ring 20, 53027 Bonn

Kirschmann, M, Dr. med., Hans-Prinzhorn-Klinik, Frönsberger Straße 71, 58675 Hemer

Lasar, M, Priv.-Doz. Dr., Westfälisches Zentrum für Psychiatrie, Psychotherapie und Psychosomatik, Marsbruchstraße 179, 44287 Dortmund

Schmalbach, S, Dipl. Psychologe, Psychiatrisch-Psychologischer Dienst des Justizvollzuges des Kantons Zürich, Feldstraße 42, Postfach, 8090 Zürich/Schweiz

Süllwold, L, Prof. Dr., Niedenau 49, 60325 Frankfurt/Main

Teusch, L, Priv.-Doz. Dr., Evangelisches Krankenhaus, Psychiatrische Abteilung, Grutholzallee 21, 44577 Castrop-Rauxel

Trenckmann, U, Prof. Dr., Hans-Prinzhorn-Klinik, Frönsberger Straße 71, 58675 Hemer

Urbaniok, F, Dr. med., Psychiatrisch-Psychologischer Dienst, Justizvollzug Kanton Zürich, Hofwiesenstraße 370, 8050 Zürich/Schweiz

AIP: Das Züricher Spezialprogramm zur Behandlung von Sexual- und Gewaltstraftätern

F. Urbaniok, St. Schmalbach

Zusammenfassung

Seit nun mehr als einem halben Jahr wird mit dem Ambulanten Intensivprogramm (AIP) ein bislang einmaliges Modell zur intensiven Behandlung von Sexual- und Gewaltstraftätern im Strafvollzug durchgeführt. Es handelt sich um ein Projekt im Rahmen des Züricher PPD-Modells, bei dem ein forensisches Fachzentrum interdisziplinär und mit Entscheidungskompetenz ausgestattet in die Strukturen des Justizwesens eingebettet ist. Die Behandlungsphilosophie folgt dem Grundsatz: Spezielle, deliktorientierte Interventionen als Pflichtprogramm und komplementäre Behandlung der spezifischen Problemstellungen der Grundpersönlichkeit als komplementärer Anteil der Therapie zu kombinieren.
Der Artikel stellt in Grundzügen die Merkmale des Züricher PPD-Modells vor und schildert speziell das AIP-Projekt zur Behandlung von Sexual- und Gewaltstraftätern.
Sowohl das Züricher PPD-Modell in seiner Gesamtheit als auch das hier dargelegte ambulante Intensivprogramm im Rahmen einer Strafanstalt ist richtungsweisend für bislang noch unzureichend genutzte Optimierungsmöglichkeiten in einer pragmatisch ausgerichteten forensischen Psychiatrie.

Das Züricher PPD-Modell

Wir möchten Ihnen in unserem heutigen Vortrag ein spezielles Behandlungsmodell für Sexual- und Gewaltstraftäter vorstellen. Dieses Modell ist eines der vielfältigen Projekte im Rahmen des Züricher PPD-Modells (Urbaniok 2000, 2001 a). Dieses Modell ist in dieser Form und seiner Struktur einmalig. Das intensive Behandlungsprogramm für Sexual- und Gewaltstraftäter in der größten schweizerischen Strafanstalt, das mittlerweile unter dem Namen Ambulantes Intensivprogramm (AIP) bekannt geworden ist, wäre ohne die Besonderheiten der strukturellen Rahmenbedingungen des PPD-Modells nicht denkbar. Darum will ich Ihnen zunächst in Kürze das Züricher PPD-Modell in einigen Aspekten nahe bringen.
Herr Schmalbach, einer der Therapeuten, wird dann näher auf die Behandlungsarbeit im Ambulanten Intensivprogramm eingehen. Er wird vor allem über seine Gruppe berichten, in der sich ausschließlich persönlichkeitsgestörte Sexualstraftäter befinden.
Das Schweizerische Maßnahmenrecht - vergleichbar mit dem Prinzip der Voraussetzungen des Maßregelvollzugs in Deutschland - ist kausal gegliedert. Weil ein Täter geistig abnorm ist, weil bei ihm eine Rückfallgefahr besteht und weil diese Rückfallgefahr durch Therapie verminderbar ist, kann eine therapeutische Maßnahme angeordnet werden. Diese kann ambulant begleitend zum Strafvollzug oder aber stationär in einer psychiatrischen Klinik vollzogen werden. Die Voraussetzungen für die Anordnung einer Therapie sind demnach geistige Abnormität, Rückfallgefahr und begründete Erfolgsaussicht der Behandlung in

Bezug auf diese Rückfallgefahr. In Deutschland kommt für die Anordnung einer Maßregel noch als weiteres komplizierendes, häufig kontraproduktives Kriterium hinzu, dass eine Schuldverminderung nach Art. 20 oder 21 festgestellt werden muss.

Die Kausalkette kommt Juristen und orthodox denkenden Psychiatern entgegen. Aus X folgt Y. Aus X = krank, folgt Y = Therapie.

Wir folgen hingegen einem schlichten pragmatischen Ansatz, der sich aus der Philosophie des Nützlichkeitsansatzes (James 1890, 1948, Urbaniok 2000) ableiten lässt. Weil eine Erfolgsaussicht besteht, sich also durch therapeutische Maßnahmen eine Rückfallwahrscheinlichkeit senken lässt, wird therapiert. Lässt sich also durch Therapie die Rückfallgefahr senken, dann ist dadurch die Indikation für die Therapie aus pragmatischer Sicht gegeben. Der manchmal akademisch anmutende und irreführende Streit, ob eine Diagnose vorhanden ist oder nicht, spielt für diesen Ansatz keine Rolle. Es ist eine Frage der Vernunft, dass spezifische therapeutische Programme zur Verfügung gestellt werden, wenn damit ein Rückfallrisiko gesenkt werden kann.

Ich habe verschiedentlich darauf hingewiesen, dass der Stellenwert einer Diagnose für viele forensische Fragestellungen ohnehin maßlos überschätzt wird (Maier & Urbaniok 1998, Urbaniok August 2000). Man kann es auch so formulieren, dass das klassische psychiatrische Wissen in Diagnostik und Therapie inklusive der gültigen klassifikatorischen Systeme für viele forensische Fragestellungen für die Bereiche des Risk-Assessments und der deliktpräventiven Therapie unbrauchbar ist. Psychiater, die forensische Psychiatrie vorwiegend so verstehen, dass sie sich im Gefühl sachgerechter Begrenzung auf die Grenzen der klassischen psychiatrischen Disziplin beziehen, haben nicht verstanden, dass forensische Psychiatrie in sich ein interdisziplinäres Konstrukt darstellt. In ihm müssen psychiatrische, kriminologische und vielfache andere, spezielle Aspekte zu eigenständigen Konzeptionen verwoben werden.

Wir sind ein psychiatrischer Dienst mit mittlerweile 26 Mitarbeitern. Ein besonderes Kennzeichen unserer Rahmenbedingung ist die enge strukturelle Einbindung in die Organisation des Justizwesens. Das ermöglicht effektive interdisziplinäre Zusammenarbeit.

Der gesamte Justizvollzug im Kanton Zürich ist in einer homogenen Struktur organisiert. Er besteht aus 5 Hauptabteilungen. Es sind dies alle Gefängnisse des Kantons Zürich, die große Strafanstalt (Pöschwies), der Bewährungs- und Vollzugsdienst, die Arbeitserziehungsanstalt - eine Einrichtung für Jugendliche - und der Psychiatrisch-Psychologische

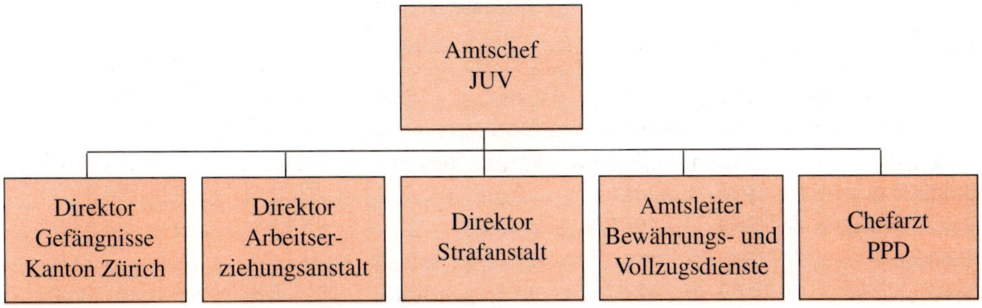

Abbildung 1: Geschäftsleitung Justizvollzug Kanton Zürich

Dienst (PPD). Der Direktor aller Gefängnisse, der Direktor der Strafanstalt, der Leiter der Bewährungs- und Vollzugsdienste, der Direktor der Arbeitserziehungsanstalt und der Chefarzt des PPD bilden zusammen mit dem Chef des gesamten Justizvollzugsbereichs die 6-köpfige Geschäftsleitung.

Das Amt für Justizvollzug (JUV) betreibt im Kanton Zürich alle Gefängnisse und Strafanstalten, die Arbeitserziehungsanstalt für jugendliche Straftäter sowie das Ausschaffungsgefängnis. Durch Mitarbeiter des Amtes wird die gesamte administrative Fallführung und die Bewährungshilfe erledigt. Das Amt führt Schutzaufsichten durch und ist u.a. für therapeutische Programme innerhalb und außerhalb von Institutionen zuständig.

Wer die Praxis kennt, der kann sich vorstellen, welche vielfältigen Vorteile es in der Zusammenarbeit und in der Entwicklung von Konzepten bietet, dass hier unterschiedliche Fachdisziplinen verantwortlich und mit Entscheidungskompetenz ausgestattet, die strategische Leitung des gesamten Vollzugsbereiches gemeinsam übernehmen. Dazu gehört selbstverständlich die gesamte Personalpolitik für die über 750 Mitarbeiter und die Finanzverwaltung des jährlichen Budgets von ca. 243 Millionen Schweizerfranken.

Die einzige administrative Instanz, die der Geschäftsleitung übergeordnet ist, ist der Regierungsrat für Justiz und Inneres, in Deutschland vergleichbar mit einem Doppelminister für Justiz und Inneres auf Landesebene.

Die Aufgabenbereiche des Psychiatrisch-Psychologischen Dienstes - kurz PPD genannt - umfassen folgende Punkte:

1. psychiatrische Grundversorgung
2. Stellungnahmen, Diagnostik und Prognosen (Risikobeurteilungen)
3. rückfallpräventive Therapien
4. Beratung
5. Aus- und Fortbildung
6. Forschung und Wissenschaft

Der Dienst hat in den vergangenen 4 Jahren einen enormen Nachfrageboom erlebt. Ursächlich hierfür ist eine höhere Sensibilisierung von Öffentlichkeit und Politik und der damit verbundene politische Wille, innovative Konzepte im Vollzug zu verwirklichen. So hatte unser Dienst beispielsweise 1997 sieben und heute - wie erwähnt - 26 Mitarbeiter. Diese Zahl soll im kommenden Jahr auf 32 Mitarbeiter erweitert werden, weil u.a. eine jugendforensische Abteilung hinzukommt.

Der beschriebene Trend zeigt sich u.a. in unseren Konsultationszahlen.

	1997	1998	Prozent	1999	Prozent	2000	Prozent
AEA	530	428	- 19,2%	705	+ 64,7%	787	+ 11,6%
Strafanstalt	1934	2618	+ 35,4%	3564	+ 36,1%	4312	+ 21,0%
Bezirksgefängnisse	1642	1913	+ 16,5%	2184	+ 14,2%	2511	+ 15,0%
Ambulanz	278	781	+ 180,1%	1292	+ 65,4%	1484	+ 14,9%
Total	4384	5740	+ 30,9%	7745	+ 34,9%	9094	+ 17.4%

Abbildung 2: Konsultationszahlen PPD 1997 – 2000

Zur psychiatrischen Grundversorgung sei hier nur erwähnt, dass wir heute in der Lage sind, ein flächendeckendes psychiatrisches Angebot in den Justizinstitutionen zu verwirklichen, das der psychiatrischen Versorgung der Allgemeinbevölkerung in nichts nachsteht. Dies ist insbesondere darum wichtig, weil sich der Anteil psychiatrisch und therapeutisch behandlungsbedürftiger Personen sich naturgemäß in Gefängnissen und Vollzugseinrichtungen selektiv anreichert.

Behandlungsphilosophie

Aufgrund der nur sehr begrenzten, mir zur Verfügung stehenden Zeit will ich nur in Kürze einige grundsätzliche Bemerkungen zur Philosophie unserer rückfallpräventiven Therapien machen. Es darf anhand der vorliegenden Meta-Untersuchungen als unbestritten gelten, dass sich durch Therapien die Rückfallquoten von Straftätern senken lassen (Becker & Hunter 1995, Bourke u.a. 1996, Camp u.a. 1993, Freeman-Longo 1992, Furby, Weinrott, Blackshaw 1989, Marshall u.a. 1991, Marshall & Pithers 1994, McGrath 1991, Nagayama Hall 1995, Quinsey u.a. 1993, Redondo, Sanchez-Meca & Garrido 1999).

In Europa und im angelsächsischen Raum existieren unterschiedliche Behandlungstraditionen. Die Therapie von Tätern war in Europa lange Zeit durch tiefenpsychologische Konzepte geprägt. Das hatte fatale Auswirkungen. Vereinfacht gesagt: Man redete über alles, insbesondere über Mütter, frühe Kindheitserinnerungen oder andere bedeutungsvolle Themen, nur nicht über die Tat.

Im angelsächsischen Raum entwickelte sich demgegenüber in der Therapie von Straftätern sehr früh eine deliktorientierte Vorgehensweise. Tiefenpsychologische Konzepte werden seit Mitte der 70er Jahre nicht mehr praktiziert, weil sich andere Prinzipien in verschiedenen Untersuchungen als deutlich wirksamer erwiesen (Antonowitz & Ross 1994, Gendereau & Goggin 1996). Aber auch die rein kognitiven Programme haben aus meiner Sicht erhebliche Nachteile. Kognitive, rein lerntheoretische Programme sind oft zu wenig flexibel und zu wenig zugeschnitten auf die individuelle Persönlichkeit des Täters.

Ich habe des Öfteren folgendes Bild gebraucht: Diese Programme gleichen einem Waschmaschinenprogramm, in dem in bestimmter Reihenfolge erst die Vorwäsche, dann der Hauptwaschgang und schließlich das Schleudern erfolgt. Nun haben Täter aber ganz unterschiedliche Voraussetzungen und Bedürfnisse. Für den einen kommt das Spülen zu früh, ein anderer müsste drei Mal geschleudert werden und bei einem Dritten passt einfach das gewählte Waschmittel nicht. Wir glauben, dass die Kombination deliktorientierter Behandlungselemente und die individuell zugeschnittene Therapie der einzelnen Persönlichkeit erhebliches Behandlungspotenzial erschließen lässt. Unsere Devise lautet daher:

Deliktorientiertes Arbeiten und entsprechende Interventionen bilden das Pflichtprogramm. Es handelt sich dabei um spezialisierte Behandlungselemente. Diese werden aber in den einzelnen Interventionen flexibel angewendet und an den jeweiligen Therapieprozess im Timing und in der Form seiner Anwendung angepasst. Zusätzlich zu diesem Pflichtprogramm werden komplementär die Problembereiche der Persönlichkeit behandelt, die das spezifische Profil des Täters ausmachen. Dieser komplementäre Teil ist vergleichbar mit einer üblichen Psychotherapie bei einer entsprechenden Problemstellung.

Sowohl beim Risk-Assessment als auch bei der Therapie steht damit die Tat im Zentrum unserer Aufmerksamkeit. Man darf hier der einfachen These folgen, dass das, was ein Mensch tut, etwas darüber sagt, was er denkt, was er fühlt und was er wahrnimmt. Psychiater und Therapeuten, die aufgrund mangelnder Kenntnisse nicht über die Möglichkeit verfügen, z.B. anhand von Tatmusteranalysen Informationen aus dem Tatgeschehen zu generieren oder aber die vielfachen tatbezogenen therapeutischen Elemente nicht praktizieren können, werden zwangsläufig unteroptimale Ergebnisse erzielen oder beispielsweise gerade im Bereich der Gefährlichkeitseinschätzungen gravierende systematische Fehler machen.

Deliktorientierte Behandlungselemente in der Therapie lassen sich u.a. mit folgenden Stichworten benennen:

- Aufdeckung fördern (z.B. Dunkelziffer)
- Deliktrekonstruktion
- Aufhebung kognitiver Verzerrungen
- Schaffung von „Delikt-Know-how“
- Erklärungskontext für die Tat finden und bearbeiten
- Tatzyklus erarbeiten
- affektive Kompetenz steigern
- Nachfühlen des Opfererlebens ermöglichen
- permanenten Wachsamkeitspegel erzeugen und aufrecht erhalten
- Risikoentwicklungen frühzeitig erkennen
- Fantasiearbeit
- Kontrolle und Steuerung erhöhen
- „Deliktteil“ kennen lernen
- Offenheit lernen
- Täteridentität bilden
- Aggressions- und Sexualpädagogik
- den „Ernstfall“ üben
- allgemeines Krisenmanagement entwickeln
- Verantwortungsgefühl entwickeln
- soziale Kompetenz steigern, wenn sie Bezug zum Deliktverhalten hat u.ä.

Es wäre ein Irrtum zu glauben, dass diese Punkte in Kürze abgearbeitet werden können. Allein die Deliktrekonstruktion in ihren kognitiven, affektiven und körpersensorischen Einzelheiten kann 20 oder 30 Stunden erfordern und zu verschiedenen Zeitpunkten immer weiter verfeinert werden. Es existieren vielfache therapeutische Interventionstechniken. Oft wird mit Flipchart, Video, Rollenspielen oder anderen Hilfsmitteln gearbeitet. In den dienstinternen Trainings zeigt sich, dass es oft Monate in Anspruch nimmt, bis allein das breite Spektrum von Techniken zur Deliktrekonstruktion sicher beherrscht wird.

Wir setzten auf Gruppentherapien, eine Behandlungsform, die sich auch international durchsetzt. In unserer Ambulanz beispielsweise sehen wir verschiedenste Gruppen von Tätern. Es handelt sich um Täter, die aus dem Strafvollzug entlassen sind, solche, bei denen eine Bewährungsstrafe ausgesprochen wurde, Täter, die freiwillig kommen, manchmal auch potenzielle Täter, die noch gar nichts getan haben. Wir verfügen über spezielle Gruppen für Sexualstraftäter, Gewaltstraftäter, Betrüger oder jugendliche Sexualstraftäter.

Wesentlich ist es, dass wir Täter in drei Kategorien einteilen:
- unbehandelbar
- in intensiven Behandlungssettings behandelbar
- in einfachen Behandlungen (ca. 1 - 2 Stunden/Woche) behandelbar

Vor jeder Behandlung durchläuft ein Patient eine Abklärungsphase. In ihr werden Legalprognose, Gefährlichkeit und Erfolgsaussicht einer Behandlung abgeklärt.

Seit vielen Jahren vertrete ich aus praktischer Erfahrung die Meinung, dass es hochgefährliche, kaum oder gar nicht zu beeinflussende Straftäter gibt, bei denen die lebenslange Sicherung das einzig vertretbare präventive Mittel darstellt. Sah ich mich früher in dieser Position zum Teil vehementer Kritik ausgesetzt, so dürfte sie mittlerweile allgemein akzeptiert sein. Diese unbehandelbaren Täter müssen identifiziert und dann die lebenslange Sicherung auch vollzogen werden. Hier gibt es im praktischen Vollzug, vor allen Dingen in Deutschland, noch erhebliche Probleme.

Neben dieser kleinen Gruppe müssen für alle anderen Täter möglichst geeignete präventive Maßnahmen gesucht werden. Es ist stets schlecht, wenn ein Täter im falschen Setting und damit unteroptimal behandelt wird bzw. ein Täter behandelt wird, der zu den Unbehandelbaren gehört.

Das Ambulante Intensivprogramm (AIP)

Der PPD ist ein Fachzentrum innerhalb der Justiz. Ein Augenmerk liegt daher vor allem auf der Entwicklung von Angeboten im Strafvollzug. Das macht forensische Kliniken keineswegs überflüssig. Es wird allerdings gemeinhin unterschätzt, in welch hoher Qualität sich innerhalb des Strafvollzugs therapeutische Programme realisieren lassen. Gerade für persönlichkeitsgestörte Patienten kann eine Strafanstalt ein idealer Ort für intensive Behandlungsprogramme sein.

In Deutschland bestehen viele forensische Klinikplätze in Maßregel-Vollzugseinrichtungen. Das Potenzial und die Vorteile flächendeckender forensischer Angebote im Vollzug ist aber in Deutschland noch weitgehend unerkannt. Bedenkt man, dass nur ca. 2 - 3% aller Sexualstraftäter in Maßregel-Vollzugseinrichtungen behandelt werden, dann liegt auf der Hand, dass das große Optimierungspotenzial vor allem in interdisziplinären differenzierenden Konzepten innerhalb des Justizsystems liegt.

Das Ambulante Intensivprogramm könnte mit der gleichen Klientel kaum in ähnlicher Intensität in einer Klinik durchgeführt werden. Für die Therapie im Vollzug sprechen neben der professionellen Sicherheitsstruktur und der besseren Gewerbeinfrastruktur (z.B. sind Lehrabschlüsse möglich) auch die günstigen therapieorientierten Vernetzungsmöglichkeiten, wenn die entsprechenden strukturellen Voraussetzungen gegeben sind. Wir werden versuchen, Ihnen diese These nun anhand konkreter Behandlungserfahrungen aus dem AIP zu erläutern.

Das AIP zur Behandlung von schweren Sexual- und Gewaltstraftätern startete Anfang Juni 2000 in der Strafanstalt Pöschwies, Regensdorf bei Zürich, der größten Strafanstalt in der Schweiz und eine der modernsten in Europa. Das AIP kann als beispielhaftes interdisziplinäres Projekt bezeichnet werden, dessen Realisierung nur möglich wurde durch die enge Zusammenarbeit des Psychiatrisch-Psychologischen Dienstes, der Kantonalen Strafanstalt

Pöschwies und der zuständigen Justizbehörden. Ein ursprünglich geplantes stationäres Behandlungskonzept, bei dem die zu behandelnden Straftäter innerhalb eines Wohnpavillons der Strafanstalt zusammengezogen worden wären, wurde im Oktober 1998 im Rahmen einer Volksabstimmung abgelehnt. Der Begriff „ambulant" bezieht sich daher auf das Faktum, dass die zu behandelnden Täter zur Therapie von ihren jeweiligen Wohngruppen oder Werkstätten kommen und nach der Therapie in diese zurückkehren. Dem Start des Intensivprogramms ging eine ausführliche halbjährige Abklärungsphase voraus, an deren Ende die abschließende Selektion der Teilnehmer stand. Wesentliche Auswahlkriterien waren:

Ausreichende Kenntnis (aktiv und passiv) der deutschen Sprache, eine Reststrafe von mindestens 18 Monaten innerhalb der Strafanstalt, eine vorausgegangene Delinquenz sexueller und/oder gewalttätiger Natur, keine laufende Lehre innerhalb der Strafanstalt sowie die Feststellung der Behandelbarkeit. Praktisch wurden damit die schon vorher erwähnten hoch gefährlichen Sexual- oder Gewaltstraftäter ausgeschlossen, die als unbehandelbar zu klassifizieren sind. Es handelt sich hierbei um einen gesamthaft geringen prozentualen Anteil aller Täter. Schweizweit gehen wir von einer Zahl von ca. 30 aus. Aufgrund der Größe des Kantons Zürich befinden sich die meisten dieser Täter in unserem Einzugsbereich, vor allem in der Strafanstalt Pöschwies.

Die aktuelle Struktur des AIP umfasst drei verschiedene Behandlungsgruppen:

Eine erste Gruppe (Gruppe 2000) besteht aus 6 Teilnehmern und arbeitet mit sehr hoher Intensität. Eine zweite Gruppe mittlerer Intensität (2001B) besteht aus 5 Teilnehmern und eine weitere Gruppe, welche mit geringer Intensität arbeitet, besteht aus ebenfalls 5 Teilnehmern (2001A). Die unterschiedlichen Intensitäten der verschiedenen Gruppen spiegeln eine Realität innerhalb der Strafanstalt wider. Nicht jeder in Frage kommende Insasse ist in der Lage, ein hoch intensives Behandlungsprogramm durchzustehen. Die Belastungsgrenze der unterschiedlichen durch uns behandelten Untergruppen bildet damit gleichsam eine Grenze der Behandlungsintensität bzw. der Stundenanzahl der verschiedenen gruppentherapeutischen Angebote im AIP. Dabei darf nicht übersehen werden, dass bei entsprechender Persönlichkeitsstruktur gleich gute Ergebnisse mit unterschiedlichen Behandlungssettings erzielt werden können. Wesentlich ist, dass das Gruppenangebot in Intensität, Form und Gesamtkonzeption möglichst speziell an die Voraussetzungen und Möglichkeiten der jeweiligen Klientel angepasst ist.

Bei der hier näher vorgestellten Gruppe der persönlichkeitsgestörten Sexualstraftäter wird aufgrund der Störungsschwere eine ausgesprochen hohe Intensität und emotionale Beziehungsdichte von uns als sinnvoll erachtet. Diese Grundausrichtung des Programms ergibt sich weniger aus den forensischen Aspekten der Arbeit, sondern vielmehr aus der chronifizierten und ausgeprägten Störungssymptomatik der Persönlichkeitsstörungen. Wir würden auch für die Behandlung einer Gruppe nicht forensischer Patienten mit ähnlich schweren Persönlichkeitsstörungen im unspezifischen Bereich der Konzeption ein ähnliches Behandlungsmodell empfehlen.

Die Gruppe 2001A versammelt behandlungsbedürftige Straftäter, die entweder an einer chronifizierten Störung aus dem schizophrenen Formenkreis erkrankt sind und/oder deren kognitive Kapazitäten begrenzt sind. Ein wichtiger Aspekt der therapeutischen Arbeit dieser Gruppe ist daher die Belastung möglichst gering zu halten und ein hohes Maß an

Schutz für die Patienten zu gewähren. Konfrontationen in Bezug auf Delikt- oder Persönlichkeitsaspekte können in dieser Gruppe nur in milder Form und mit längerem zeitlichen Vorlauf stattfinden. Eine Deliktbearbeitung im eigentlichen Sinne ist in dieser Gruppe daher als Fernziel definiert. Nahziel ist es zunächst einmal, Vertrauen unter den Gruppenteilnehmern aufzubauen. Aufgrund der nur sehr eingeschränkten Belastbarkeit der Patienten arbeitet diese Gruppe niederfrequent mit 2 Stunden Gruppentherapie wöchentlich und einer begleitenden Einzeltherapiesitzung in 14-tägigem Rhythmus. Die Gruppe 2001A wird von 3 Therapeuten geführt, um u.a. bei etwaigen Dekompensationen einzelner Teilnehmer weiterhin handlungsfähig bleiben zu können.

In der Gruppe 2001B ist sowohl die Intensität als auch das Tempo höher. Die psychische Konstitution der Gruppenteilnehmer erlaubt hier stärkere Konfrontationen. Deliktorientiertes Arbeiten ist gemeinsam mit dem Aufbau einer tragfähigen Gruppenkohäsion bereits als ein Nahziel definiert. Die Gruppe trifft sich 3,5 bis 5,5 Stunden pro Woche. Jeder Patient erhält zudem eine Stunde Einzeltherapie pro Woche. Die Gruppe wird von 2 Therapeuten geleitet.

Die Gruppe mit der höchsten Intensität (Gruppe 2000) versammelt 6 sicherheitsverwahrte Sexualstraftäter. Da es sich bei den Patienten um schwer persönlichkeitsgestörte Personen handelt, stehen in dieser hoch konfrontativen Gruppe Veränderungen der chronifizierten dysfunktionalen Interaktionsmuster im Zentrum der therapeutischen Arbeit. Der Stundenplan dieser Gruppe sieht 3 wöchentliche 1 1/2-stündige Gruppentherapie-Sitzungen vor. Zusätzlich nehmen die Patienten 1-mal pro Woche an einem 6-stündigen Sozialtraining teil und begleitend erhält jeder Patient 1- bis 2-mal wöchentlich Einzelpsychotherapie.

Trotz der Unterschiedlichkeit in den Profilen der 3 Gruppen arbeiten sie alle gemäß einer einheitlichen Behandlungsphilosophie. Die grundsätzliche psychotherapeutische Philosophie des AIP's ist wie die gesamte Arbeit im PPD durch die Prinzipien der TSB (Urbaniok 2000) geprägt, die nachfolgend noch für den Bereich der stationären Behandlungsarbeit vorgestellt werden wird. Ferner haben alle Behandlungsinhalte in pragmatischer Weise dem Schutz früherer und zukünftiger Opfer zu dienen. Die Vermeidung zukünftiger Delikte (Rückfallfreiheit) ist der wichtigste Fokus für die therapeutische Arbeit. Deliktorientierte Behandlungselemente sind daher von zentraler Bedeutung.

Die Rekonstruktion der Dynamiken der einzelnen Taten stellt früher oder später für jede Gruppe den eigentlichen Kern der therapeutischen Arbeit dar. Da es sich bei den Patienten mehrheitlich um schwer persönlichkeitsgestörte Personen handelt, ist es nicht zuletzt auch vor dem Hintergrund zukünftiger Rückfallfreiheit unabdingbar, gleichzeitig an den interaktionellen und Bindungsstilen der Einzelnen zu arbeiten.

Die Therapie ist daher, wie zuvor erläutert, deliktorientiert und persönlichkeitszentriert zugleich. Dabei bestimmen Prozessvariablen das Timing der jeweiligen inhaltlichen (Delikt-)arbeit. Es dürfte sich von selbst verstehen, dass beispielsweise konkrete Inhalte devianter sexueller Fantasien in einer Gruppe nicht optimal bearbeitet werden können, wenn gleichzeitig in dieser Gruppe ein noch ungeklärter Konflikt schwelt. Es wird versucht, den Patienten mit einem größtmöglichen Maß an Transparenz zu begegnen. Wir erachten Transparenz nicht nur als generell wirksames therapeutisches Agens vor allem für persönlichkeitsgestörte Patienten, sondern halten Transparenz auch gerade für Menschen, die ihren Alltag innerhalb einer Gefängniskultur verbringen, für unverzichtbar. Therapeutische

Überlegungen und Entscheidungsfindungsprozesse finden daher nicht unter Ausschluss der Patienten statt. So nehmen sie beispielsweise an den wöchentlich stattfindenden Besprechungen des therapeutischen Teams teil. Gleichzeitig wird von den Patienten ein hohes Maß an Eigenverantwortung verlangt. Auch hierbei handelt es sich um einen Aspekt, den die Insassen in der Regel nur bedingt in ihrem Haftalltag erleben und verwirklichen können. Eine Vielzahl von Aufgaben (z.B. die Vorbereitung einer Präsentation für ein interessiertes Publikum oder die Dokumentation der Therapie aus Gruppensicht) fallen daher in den Aufgabenbereich der Patienten. Die bisherigen Erfahrungen zeigen, dass ein größtmögliches Maß an Transparenz auf Seite der Behandelnden einerseits und ein hohes Maß an Eigenverantwortung auf Patientenseite andererseits den motivationalen Status der Patienten stark positiv beeinflussen.

Gruppe 2000 - Persönlichkeitsgestörte Sexualstraftäter

Zur Veranschaulichung der bisher genannten Aspekte möchten wir kurz auf die Befundlage der Gruppe 2000 eingehen. Wie bereits beschrieben, handelt es sich bei dieser Gruppe um 6 Sexualstraftäter mit schweren Persönlichkeitsstörungen. Alle ähneln sich darin, dass die Delikte sexueller Natur sind. Bei den Patienten handelt es sich um mehrfach rückfällige Straftäter, deren Opfer allesamt weiblich waren. Die Gruppe setzt sich aus 3 Vergewaltigungstätern, 2 Pädosexuellen und einem Sexualmörder zusammen. Das strukturelle Rückfallrisiko dieser Klientel kann auf der Grundlage der vorhandenen international gebräuchlichen forensischen Masse und nach klinischer Einschätzung als sehr hoch bezeichnet werden. Dieses Ergebnis bildet sich auch in unserem eigenen Risk-Assessment-Verfahren, dem TRET, ab, das intern verwandt und jüngst der Öffentlichkeit vorgestellt wurde (Urbaniok 2001 b, 2002).

Die Patienten ähneln sich auch in ihrem Haftstatus. Bei allen 6 Personen wurde die ausgesprochene Haftstrafe zu Gunsten einer Sicherheitsverwahrung nach Art. 43 Ziff. 1 Abs. 2 des Schweizerischen Strafgesetzbuches aufgeschoben. Allen sind mögliche Vollzugslockerungsschritte bislang verweigert worden, bei allen Patienten war zu Beginn der Behandlung ein rationales Schuldeingeständnis vorhanden. Ein Täter räumte seine Tat nach jahrelangem Leugnen erstmals im Rahmen der zum Teil konfrontativ geführten Abklärungsgespräche ein.

Die Diagnose einer zugrunde liegenden Persönlichkeitsstörung wurde für jeden dieser Patienten mehrfach von unterschiedlichen Gutachtern validiert. Das Alter der Teilnehmer reicht von 35 bis 49 Lebensjahren.

Sie unterscheiden sich in der Art des Delikts und in der jeweiligen Tatdynamik. Das Ausmaß an kognitiver Verzerrung und Opferempathie ist ungleich verteilt, ebenso unterscheiden sich die Patienten im Ausmaß an vorangegangener psychotherapeutischer Behandlung. Falls jemand das vorerst bis auf September 2004 terminierte Programm erfolgreich absolvieren sollte, sind je nach Person ebenfalls unterschiedliche zukünftige Szenarien zu erwarten.

Die Befundlage nach 16 Monaten Intensivtherapie in der Gruppe kann als ausgesprochen positiv bezeichnet werden und stimmt optimistisch für die weitere therapeutische Arbeit in den nächsten Jahren. Sicherlich unterstützt durch die hohe Stundenfrequenz, lässt sich bei allen Teilnehmern dieser Gruppe (einschließlich Therapeutenteam) eine hohe emotionale Eingebundenheit in die Gruppe und ein hohes Maß an Identifikation mit dem Programm feststellen. Dies führt zu einer engagierten selbstinitiativen Mitarbeit, welche auf der Grundlage der erreichten Gruppenkohäsion die Selbstöffnung der Einzelnen fördert. Bislang sind zu unserer eigenen Überraschung keine Dropouts zu verzeichnen. Die Gruppe arbeitet seit Anfang an in unveränderter Zusammensetzung.

Die kontinuierliche Zunahme an Selbstöffnung produzierte substanzielle Fortschritte in der deliktorientierten Arbeit. Viele Details der verschiedenen Deliktdynamiken traten zutage, die so bislang noch nie angesprochen worden waren. So decken Täter bislang unbekannte deliktrelevante Handlungsweisen auf. Ein Teilnehmer, der zuvor in jahrelanger Einzeltherapie das Fortbestehen sexualdevianter Fantasien stets vehement verneint hatte, begann erstmals in der Phase der therapeutischen Fantasiearbeit seine eigenen Fantasien nicht nur einzuräumen, sondern differenziert zu schildern und therapeutisch zu bearbeiten. In regelmäßigen Abständen aufgezeichnete Videoaufnahmen, in denen jeder Patient einzeln vor der Kamera sein Delikt schildert, dokumentieren eine signifikante Abnahme an kognitiven Verzerrungen und eine Zunahme an Opferempathie.

Das ambulante Setting des Programms gewährt den großen Vorteil, dass sich die Patienten außerhalb der therapeutischen Gruppen- oder Einzelangebote in einem nichttherapeutischen Wohn- und Arbeitsfeld zu bewähren haben. Während sie in einem klinischen Setting neben der eigentlichen Psychotherapie möglicherweise Angebote der Ergo- oder Beschäftigungstherapie annehmen würden, welche wiederum eingebunden sind in das gesamttherapeutische Angebot, vergegenwärtigen die Patienten unseres Programms einen sozialen Bewährungsraum in der Wohngruppe oder in der Werkstätte, welcher nicht eigentlich als therapeutisch bezeichnet werden kann.

Durch die enge Vernetzung des Programms innerhalb der Strafanstalt ist ein reibungsloser Informationsfluss zwischen den verschiedenen Verantwortungsbereichen gewährleistet. Dadurch fließen wichtige Informationen aus alltagsnahen Beobachtungs- und Erprobungsräumen zurück in den therapeutischen Prozess.

So können wir heute sagen, dass die hohe Verdichtung an Beziehungen und die Zunahme an interaktioneller Kompetenz, die wir bei den Patienten feststellen, nicht nur ein auf die Therapiegruppe beschränktes Phänomen ist, sondern sich in der Gestaltung der Beziehungen im Arbeits- und Wohnbereich fortsetzt. Auch hier werden uns positive Veränderungen in den chronifizierten, dysfunktionalen Interaktionsmustern rückgemeldet. Es ist anzunehmen, dass die beschriebenen Veränderungen mit einer niedrigeren Stundenzahl so zu diesem Zeitpunkt nicht hätten erreicht werden können. Die bereits genannte Verdichtung der Beziehungen, einhergehend mit einem hohen Ausmaß an Konfrontationen innerhalb der Gruppe, führte auch zu einem weiteren Phänomen: einer deutlichen Veränderung der Motivationslage. Während nachvollziehbar am Anfang des Behandlungsprogramms externale Faktoren der Motivationslage der Patienten überwogen (z.B. die Gewährung von Vollzugslockerungen), stehen mittlerweile intrinsische Faktoren unübersehbar im Vordergrund. Auch dies lässt sich letztlich u.a. auf die hohe formale, vor allem aber emotionale Intensität zurückführen. Die daraus resultierende hohe Kohäsion innerhalb der Gruppe, die Verdichtung der Beziehungen untereinander sowie die Erfahrung, dass konfrontative Rückmeldungen mittel- und langfristig hilfreich sein können, förderte das Interesse der Einzelnen an ihrer eigenen Entwicklung.

Fallbeispiel

Herr B. befindet sich als einschlägig bekannter Rückfalltäter mit Sexualdelikten seit 16 Jahren im Strafvollzug. 1952 geboren, beging er sein erstes Sexualdelikt (exhibitionistische Handlungen vor einer fremden weiblichen Person) mit 15 Jahren. Trotz verschiedenster Verurteilungen zu mehrjährigen Haftstrafen wurde Herr B. immer wieder rückfällig. Über die Zeit gesehen lässt sich ein progredienter Deliktverlauf erkennen. Zuletzt kam es während einer sich über Stunden erstreckenden Vergewaltigung zu sadistischen Handlungen. Bei seinem bisher letzten Delikt benutzte Herr B. zum ersten Mal eine Waffe. Die aktuell zu verbüßende Haftstrafe wurde aufgeschoben zu Gunsten einer Verwahrungsmaßnahme nach Art. 43 Abs. 1 Ziff. 2 des Schweizerischen Strafgesetzbuches. Die Kindheit und Jugend des Patienten ist durch schwere Traumatisierungen charakterisiert. Herr B. verbrachte nahezu seine gesamte Kindheit und Jugend in Heimen oder geschlossenen Einrichtungen. In diversen psychiatrischen Gutachten wird dem Patienten eine kombinierte Persönlichkeitsstörung bescheinigt. Narzisstische und dissoziale Anteile dominieren. In der Vergangenheit zeigte der Patient ein hohes Maß an Kränkungsbereitschaft und aufgestauter Aggressionen. Die starke Identifizierung mit der eigenen Opfergeschichte förderte ein erschreckendes Ausmaß an Wut zutage. Noch vor wenigen Jahren konnte sich der Patient beim besten Willen nicht vorstellen, im Rahmen einer Therapie über seine Delikte zu sprechen. Ein Gruppensetting lehnte der Patient vehement ab. Seine Taten attribuierte der Patient, der in der Vergangenheit alkoholabhängig war, auf die jeweils massive Alkoholisierung zur Tatzeit. Herr B. nimmt von Anfang an, seit Juni 2000, am Ambulanten Intensivprogramm für Sexual- und Gewaltstraftäter innerhalb der Strafanstalt Pöschwies teil. Nach 16 Monaten intensiver Gruppentherapie lässt sich für Herrn B. eine sehr erfreuliche Bilanz ziehen:

Herr B. zeigt eine starke Identifikation mit dem Behandlungsprogramm. Seine Kränkungsbereitschaft hat in einem signifikanten Maße abgenommen. Kritische Situationen meistert der Patient mittlerweile sehr adäquat und kompetent. Sein Wutmanagement hat sich erheblich verbessert. In den deliktorientierten Behandlungsteilen offenbart Herr B. ein großes Maß an Offenheit und Ehrlichkeit. So berichtete er z.B. im Rahmen der Therapie über bislang nicht bekannte Strategien im Rahmen seiner Deliktvorlaufshandlungen. Erheblich verbessert präsentiert sich ebenfalls seine Fähigkeit zum Ausdruck von Empathie. Das Verhalten von Herrn B. ist gekennzeichnet von einer hohen Bereitschaft, das Erlernte auszubauen und zu stabilisieren. Der Patient entwickelte eigenständig Methoden und Praktiken zum eigenen Risikomanagement. Heute lässt sich dem Patienten eine relevante Erfolgsaussicht bescheinigen. Erstmalig seit 9 Jahren werden etwaige Vollzugslockerungsschritte für Herrn B. diskutiert.

Schlussfolgerungen

Aufgrund der bisher gemachten Erfahrung unterstützen wir bei der Behandlung von persönlichkeitsgestörten Straftätern aus dem Hochrisikobereich das Konzept eines hoch intensiven Gruppenbehandlungsprogramms. Nur so lassen sich u.E. Deliktdynamiken einerseits und Persönlichkeitsvariablen andererseits in einer Weise bearbeiten, die eine relevante Reduzierung des Rückfallrisikos bei einer gravierend gestörten Problemklientel verspricht.

Als Thesen am Schluss unseres Vortrages wollen wir zusammenfassend folgende Punkte erwähnen:

- Interdisziplinär vernetzte, strukturell und mit Verantwortung ausgestattete forensische Psychiatrie innerhalb der Justiz ist ein richtungsweisendes Modell für die Zukunft.
- In der Therapie von Straftätern verspricht die Kombination aus speziellen zum Pflichtprogramm einer jeden Therapie gehörenden deliktorientierten Behandlungselementen mit ergänzender Behandlung der Grundpersönlichkeit die höchste Effektivität.
- Im Unterschied zu anderen Autoren (Schorsch et al. 1990) vertreten wir mit Nachdruck die Meinung, dass die Behandlung von Straftätern eine weitreichende Spezialisierung erfordert. Hieran mangelt es auch in Deutschland vielerorts in Maßregelvollzugskliniken, Justizinstitutionen und im ambulanten Bereich.
- Viele der in Deutschland diskutierten vermeintlichen Probleme z.B. im Zusammenhang mit der Schweigepflichtthematik bei Therapien im Strafvollzug (vgl. Böllinger 2000) sind Ausdruck ineffizienter Strukturen und rückständiger Behandlungsmodelle.
- Die Behandlung von Persönlichkeitsstörungen erfordert generell eine hohe Behandlungsintensität und eine konsequent und umfassend realisierte Behandlungskonzeption. Der persönlichkeitsgestörte Patient ist ein Indikator für Brüche, Spaltungen und Unprofessionalität im jeweiligen therapeutischen Milieu. Auf den ersten Blick mag es paradox erscheinen, aber hier bieten die klaren Strukturen einer Strafanstalt einen tragfähigen Boden für zielgerichtete, konsistente und intensive Behandlungskonzeptionen.

Literatur

Antonowitz DH, Ross RR (1994): Essential components of successful rehabilitation programms for ofenders. International Journal of Offender Therapy and Comperative. Criminology, 38 (2)

Becker JV, Hunter JA (1995): Evaluation of treatment outcome for adult perpetrators of child sexual abuse. In: Finkelman B (Hrgs.), 192-210

Bourke ML et al. (1996): Multisystemic treatment of juvenile sex offenders: An empirical review. Journal of Child Sexual Abuse, 47-70

Böllinger L (2000): Offenbarungspflicht des Therapeuten im Strafvollzug - ein Schlag gegen die forensische Psychotherapie. Monatsschrift für Kriminologie und Strafrechtsreform, 83 Jg., 1:11-22

Camp BH et al. (1993): Treatment of adolescent sex offenders, A review of empirical research. The Journal of Applied Social Science, 191-206

Freeman-Longo RE et al. (1992): State-of the art sex offender treatment, Outcome and issues. Annals of Sex Research, 141-160

Furby L, Weinrott M, Blackshaw L (1989): Sex offender recidivism, A review, Psychological Bulletin, 105 (1): 3-30

Genderau P, Goggin C (1996): Principles of effective correctional programming. In: Forum on Correctional Research, 4, University of New Brunswick, Kanada

James W (1948): Essays in pragmatism (1879/1907). New York: Hafner Publishing Company

James W (1890): The principles of psychology. 1. Band. New York: Dover

Maier Ph, Urbaniok F (1998): Die Anordnung und praktische Durchführung von Freiheitsstrafen und Maßnahmen mit Behandlungskonzepten für erwachsene Straftäter nach Schweizerischem Strafgesetzbuch. Zürich: Schulthess

Marshall WL et al. (1991): Treatment outcome with sex offenders. Clinical Psychology Review: 465-485

Marshall WL, Pithers WD (1994): A Reconsideration of treatment outcome with sex offenders. Criminal Justice and Behaviour: 10-27

McGrath RJ (1991): Sex offender risk assessment and disposition planning, A review of empirical and clinical findings. International Journal of Offender Therapy and Comperative Criminology: 328-350

Nagayama Hall GC (1995): Sexual offender recidivism revisited, A meta-analysis of recent treatment studies. Journal of consulting and clinical psychology: 802-809

Quinsey VL et al. (1993): Assessing treatment efficacy in outcome studies of sex offenders, Journal of interpersonal violence: 512-523

Redondo S, Sanchez-Meca J, Garrido V (1999): The influence of treatment programmes on the recidivism of juvenile and adult offender: an European meta-analytic review

Schorsch E, Galedary G, Haag A, Hauch M, Lohse H (1990): Perversion als Straftat. Berlin, Heidelberg, New York, Tokyo: 2. Aufl. Springer

Urbaniok F (2000): Teil 1 und Teil 2: Das Züricher PPD-Modell - Ein modernes Konzept der Zusammenarbeit von Justiz und Psychiatrie. Kriminalistik, August 2000, 54. Jg., 562-566 und September 2000, 54 Jg., 629-632

Urbaniok F (2000): Teil 2: Das Züricher PPD-Modell - Ein modernes Konzept der Zusammenarbeit von Justiz und Psychiatrie. Kriminalistik, 54. Jg., 629-632

Urbaniok F (2000): Teamorientierte Stationäre Behandlung in der Psychiatrie. Stuttgart: Thieme

Urbaniok F (2001 a): The Zurich Model - A modern and guiding conception for a better cooperation of justice and psychiatry. Including the introduction of a new approach for risk-assessment. XXVI th International Congress of Law and Mental Health, Montreal, Canada, July 1-July 6 2001

Urbaniok F (2002): Der Therapie-Risiko-Evaluations-Test (TRET) - Ansatzpunkte eines neuen Prognoseinstruments. Zeitschrift für Forensische Psychiatrie und Psychotherapie, 9. Jg., Vol. 1, 101-136

Urbaniok F (2001 b): Das Züricher PPD-Modell - Ein modernes Konzept der Zusammenarbeit von Justiz und Psychiatrie. Forensische Psychiatrie und Psychotherapie, 8. Jg., Vol. 2, aktualisierter Nachdruck, 37-67

TSB - Das Konzept der Teamorientierten Stationären Behandlung

F. Urbaniok

Zusammenfassung

Die Teamorientierte Stationäre Behandlung (TSB) geht von dem grundlegenden Ansatz aus, dass stationäre Arbeit einen Gestaltungsauftrag von 24 Stunden pro Tag beinhaltet. Der Schlüssel zu einer konsequenten therapeutischen Gestaltung liegt in einer Professionalisierung der Teamarbeit. Die stationäre Behandlung ist daher stets Teamarbeit. Viele Theorien zur stationären Psychiatrie und Psychotherapie sind individualfixiert. Für eine professionelle Teamarbeit, den Hauptwirksamkeitsfaktor einer stationären Behandlung mit einem Wirksamkeitseinfluss von vielleicht geschätzten 70 oder 80%, fehlen bislang durchdachte Konzeptionen.

TSB legt eine Teamarbeitskonzeption vor, die eine Grundlage für eine umfassende Professionalisierung stationärer Arbeit zur Verfügung stellt. TSB soll damit einen Impuls zur Diskussion und Weiterentwicklung stationärer Behandlungskonzepte bieten.

Der vorliegende Artikel skizziert die Theorie der TSB. Beispielhaft wird das Teamarbeitselement „Einheitlichkeit“ gemäß seiner in der TSB vorgenommenen Konzeptionalisierung dargelegt.

Akzentuierte Kritik der real existierenden stationären Psychiatrie

Sie gehen mit einer Besuchsgruppe durch eine psychiatrische Klinik. Sie lesen Stationskonzepte, Publikationen und hören Referate über differenzierte und subtile therapeutische Strategien bei komplex erkannten und in der Tiefe analysierten Störungsbildern.

Wer die Psychiatrie von innen kennt, wer sie mit offenen Augen und gesundem Menschenverstand betrachtet, der wird in vielen Fällen Augenwischerei und Mogelpackungen erkennen.

Nun könnte man sagen, dass unbefriedigende Zustände durch sachgerechte Kritik in einem Prozess der fortlaufenden Verbesserung verändert werden. Gegen diese Bedrohung des real Existierenden schützt aber eine Ideologie, die sich selbst legitimiert und - das ist besonders wichtig - durch ein Geflecht verschiedenster gemeinsamer Interessen gestützt wird. Kriminelle, religiöse, politische oder Vereinigungen jeder Art erfreuen sich so eines langen, manchmal Jahrtausende währenden Lebens. Der real existierende Sozialismus konnte sich auf den historischen Materialismus und die damit verbundene Legitimation und Überlegenheit berufen. Kritik von außen, das heißt von Personen, die die Grundsätze des historischen Materialismus - sei es aus Dummheit oder Böswilligkeit - nicht verstanden hatten, disqualifizierten sich in diesem Verständnis selber.

In der Psychiatrie haben wir mit dem Begriff der Therapie und dem Attribut „therapeutisch“ ein nicht minder schlagkräftiges Instrumentarium zur Verfügung. Besondere Verdienste hat sich hier die Tiefenpsychologie erworben. In seiner Einfachheit bestechend, in seiner Wirkung zweifellos genial zu nennen, ist beispielsweise das Modell der

Projektion. So muss man auf eine Kritik oder einen Vorwurf erst gar nicht mühsam nach einer entkräftenden Argumentation suchen. Die Schande fällt auf den Ketzer augenblicklich von selber zurück, hatte er mit einer unliebsamen Bemerkung doch nur seinen eigenen unansehnlichen Charakter offenbart. Eine Projektion eben, was sonst?

Auch das Modell des „Unbewussten" eröffnet grenzenlose Möglichkeiten. Weil das Unbewusste einer - therapeutisch ungebildeten - Person eben nicht bewusst ist, spielt es keinerlei Rolle, ob sie der therapeutischen Meinung zustimmt oder nicht. Die Zustimmung der nichttherapeutischen Person wird damit nicht zu einem Validitätskriterium, sondern einzig zu einer Frage des guten Willens, der Introspektionsfähigkeit und am Ende gar der Intelligenz eben dieser Person. Hat unser Therapeut also eine tiefsitzende, unbewusste Depression erkannt, dann wird dies dadurch bestätigt, dass der Patient depressive Symptome zeigt oder aber dadurch, dass er genau das Gegenteil in penetrantem Abwehrverhalten zur Schau trägt. Die Unabhängigkeit tiefenpsychologischer Diagnosen bzw. therapeutischer Urteile von beobachtbarem Verhalten oder von den Aussagen des Patienten ist beeindruckend.

Leicht auszumalen, wie sich dieser ideologische Überbau in der Praxis zu einem uneinnehmbaren Bollwerk verdichtet, wenn man ihn mit dem System und den Interessenlagen des öffentlichen Dienstes und seiner bürokratischen Institutionen verbindet.

Was ist stationäre Behandlung?

Stationäre Behandlung ist die einmalige Chance, ein 24-Stunden-Milieu konsequent und durchgängig nach therapeutischen Gesichtspunkten zu gestalten. Muss eine ambulante Behandlung damit auskommen, ein, zwei, drei oder vier Stunden in der Woche einen Impuls zu geben, der den Patienten verändert, obwohl er sich mehr als 160 Stunden in seiner gewohnten, vielleicht krankmachenden Umgebung befindet, dann stehen der stationären Behandlung nicht weniger als 168 Stunden in der Woche für eben diesen Veränderungsimpuls zur Verfügung. Eine gewaltige Stundenzahl.

Nun ist es aber so, dass diese Stundenzahl zu einem großen Teil in durchaus unprofessioneller, manchmal gar schädlicher Weise verschwendet wird. Meist sind es einige wenige sogenannte Therapiestunden, in denen vermeintlich gezielte Interventionen dem Störungsbild des Patienten zu Leibe rücken sollen. Die Zielgerichtetheit und die Effektivität dieser Therapiestunden darf man bezweifeln.

Zum einen ist das methodische Vorgehen auf vielen Stationen davon abhängig, welche Ausbildung ein dort beschäftigter Arzt oder Psychologe absolviert hat bzw. wird in den meisten Fällen die Frage eher sein, in welcher Ausbildung er sich gerade befindet. Die Zufälligkeit dieser Methodenwahl ist gegenüber zwei anderen Effekten dabei in der Praxis zu vernachlässigen.

Viel schwerwiegender ist die Tatsache, dass selbstverständlich der Hauptteil der therapeutischen Potenz und Wirksamkeit nicht aus einer Methode abgeleitet wird, sondern aus persönlichen Grundfähigkeiten der Person des Therapeuten. Dieser Umstand wird oft verschwiegen oder heruntergespielt. Ich will nicht sagen, dass Ausbildungen oder erlernte psychotherapeutische Qualifikationen keine Bedeutung hätten. Entscheidend für die Qualität der Therapie sind aber praktische, auf persönlichen Fähigkeiten beruhende Ausstrahlungen, Verhaltensweisen und individuelle Fähigkeiten. Für einen Koch ist es nicht entscheidend, ob er mexikanisch, italienisch oder griechisch kocht. Die entscheidende Frage ist doch, wie gut ist dieser Koch? Da mutet der Streit der Psychotherapieschulen, ob nun mexikanisch, griechisch oder italienisch die überlegene Kochschule sei, wie der Verschleierungsversuch der wesentlichen Variable an. Dass bestimmte Therapierichtungen signifikant mit bestimmten persönlichen Schwächen und Unfähigkeiten des Therapeuten korrelieren, weil ihre theoretischen Vorgehensweisen diese fördern, akzentuieren und einer kritischen Auseinandersetzung entziehen, widerspricht der hier getroffenen Aussage nicht. Es wurde bereits auf das in dieser Hinsicht klassisch zu nennende „Projektionskonstrukt" verwiesen.

Nun möchte ich mich aber wie angekündigt noch einem zweiten Umstand zuwenden, den ich ein abenteuerliches und bemerkenswertes Auseinanderklaffen von Theorie und Praxis nennen will. Es ist erstaunlich, in welchem Umfang theoretische Konstrukte zu Störungsbildern bei Patienten, zu ihren zum Teil spekulativen Erklärungswurzeln und zu differenzierten Interventionsanweisungen publiziert worden sind. Ich weiß nicht, wie viele Kilometer von Regalwänden mit differenziertesten theoretischen Abhandlungen zu füllen wären, die sich vor allem mit dem Patienten als Fokus beschäftigen. Schauen wir nun in die Praxis unserer stationären Behandlungsarbeit, dann lässt sich das Missverhältnis zwischen Theorie und Anwendungspraxis mit dem Bild eines Trichters unglaublichen Ausmaßes beschreiben. Könnten wir oben in den Trichter unermesslich viele theoretische Überlegungen aus den kilometerlangen Abhandlungen einfüllen, so tropft aus diesen vielen unterschiedlichen Vorstellungen doch nur ein müdes Rinnsal konkreter Pläne in die Praxis, was im Alltag zu tun sei. Ich möchte die verwegene, aber aus praktischer Beobachtung gewonnene These aufstellen, dass in mehr als 90% das Kondensat der praktischen Konsequenz genau aus einer Empfehlung besteht: Mehr Struktur!

Sehen wir einen depressiven Patienten, der die in der Tiefe seiner Persönlichkeit erkannte Depression in hysterischer, deshalb durchaus irreführender Weise abwehrt, so braucht dieser: Mehr Struktur! Nicht anders ist mit dem depressiven Patienten umzugehen, der auf Grund bedenklicher früher Objektrepräsentanzen und giftiger Introjekte ebenfalls depressiv ist, diese Depression sich aber im Alltag mit einer typisch depressiven Symptomatik präsentiert. Und was geschieht mit dem persönlichkeitsgestörten Patienten? Klar, auch der braucht sowieso mehr Struktur. Nach einer tiefgehenden Analyse der Kindheit eines Drogenabhängigen, drängt sich die gleiche Schlussfolgerung in der Praxis auf. Und sollte schließlich ein Patient der Station unangenehm durch rotzfreches Verhalten auffallen, so ist dieser mit Sicherheit ein Kandidat für: Mehr Struktur!

Das hier nur angedeutete Missverhältnis zwischen Theorie und Praxis bedarf der Korrektur. Weit mehr unserer Energie und Kreativität sollte der alltäglichen Praxis und ihrer konzeptionellen Gestaltung gehören. Hier besteht ein deutlicher Nachhol- und Optimierungsbedarf.

Wer glaubt, die Qualitätsdiskussion mit ihren konzeptionellen Etappen beginnend mit der Qualitätssicherung über Qualitätsmanagement bis zum heute populären Total Quality Management könne hier Abhilfe schaffen, der übersieht zweierlei. Einerseits sind bürokratische Systeme in Verbindung mit den auf Strukturerhalt ausgerichteten erkenntnisleitenden Interessen leicht in der Lage, jede Initiative dieser Art zu formalisieren und somit im Endeffekt als Mittel zur Stagnation einzusetzen. Zum anderen stehen vielfache methodische Probleme dem Anliegen entgegen, eine tatsächliche und umfassende Verbesserung des Stationsalltags mit den bestehenden Instrumenten herbeizuführen.

Ich will bei meinem Vortrag aber selbstverständlich nicht bei der akzentuiert vorgetragenen Kritik der bestehenden Verhältnisse stehen bleiben oder mich gar damit zufrieden geben. Die Konzeption der Teamorientierten Stationären Behandlung (TSB) vertritt den Anspruch, bei den hier kurz skizzierten Kritikpunkten anzusetzen. Sie versteht sich damit als ein Diskussionsbeitrag zur konstruktiven und kreativen Weiterentwicklung der praktischen stationären Therapiearbeit (Urbaniok 2000).

Prinzipien der Teamorientierten Stationären Behandlung (TSB)

Die Grundannahmen der TSB sind einfach. Ihre konzeptionelle und umfassende Umsetzung in die Praxis ist aber nichtsdestotrotz eine herausfordernde, anspruchsvolle und komplexe Aufgabe, der sich ein Behandlungsteam auf Dauer stellen muss, um den angestrebten Optimierungsprozess erfolgreich zu gestalten.

1. Stationäre Therapie ist eine 168 Stunden-pro-Woche-Herausforderung

Stationäre Behandlungsarbeit ist eine umfassende Gestaltungsaufgabe von genau 24 Stunden pro Tag. Die einmalige Chance einer stationären Therapie besteht darin, ein therapeutisch geprägtes, „ökologisches“ System zu gestalten, in das ein Patient mit seiner gesamten Persönlichkeit eintauchen kann. Das bedeutet, dass alle 168 Stunden pro Woche, in denen der Patient sich in diesem ökologischen System aufhält, das therapeutische Vehikel zur Behandlung sind.

Daraus folgt umgehend, dass somit konsequent alle 168 Stunden ohne Ausnahme einer therapeutisch wirksamen Konzeption unterworfen werden, in diesem Sinne durchdacht und konzeptionalisiert werden müssen. Es gibt dabei keine unwichtigen Stunden. Die Effektivität der Behandlung einer Station wird weniger durch die therapeutischen „High Lights“ gekennzeichnet, sondern vielmehr durch ihre Fehler und Schwächen limitiert. Wer glaubt, stationäre Therapie sei das, was ein sogenannter Therapeut in einer, zwei, sechs oder wie vielen Stunden auch immer in der Woche mit dem Patienten tut, der unterliegt dem ersten folgenschweren Grundirrtum. Eine spezielle therapeutische Stunde oder Intervention kann lediglich als eine spezielle Ausprägung des gesamten therapeutischen Angebots betrachtet werden. Die jeweilige Therapiestunde muss konzeptionell in den 168-Stunden-Anspruch eingebunden sein und ist dann vielleicht ein hilfreicher „i-Punkt“ auf dem Boden einer gelungenen Gesamtstruktur. Die Therapie besteht somit aus 168 Stunden pro Woche. Wer anfängt, durch eine Spaltung des Therapiegedankens von diesem Grundsatz abzurücken, dessen Angebot ist nichts anderes als eine ambulante Therapie.

Viele der sogenannten stationären Therapien sind in diesem Verständnis nichts anderes als ambulante Therapien in einem stationären Umfeld. Sie können dann lediglich danach differenziert werden, ob es sich um ambulante Behandlungen in einem fördernden, duldenden oder ablehnenden stationären Umfeld handelt.

2. Der Schlüssel zur Gestaltung der stationären Behandlungsarbeit ist eine professionelle Teamkonzeption

Stellt man sich dem Anspruch, 168 Stunden pro Woche zu gestalten, dann bedeutet dies, dass alle in diesen 168 Stunden pro Woche vorkommenden Phänomene - zumindest theoretisch - einem allumfassenden Professionalisierungsprozess unterzogen werden müssen. Dann besteht die therapeutische Frage nicht darin, welche Erkenntnis ein Einzeltherapeut in der 35. Therapiestunde über die Art der Mutterbeziehung gewonnen hat. Die therapeutischen Fragen sind vielmehr:

- Welche Atmosphäre hat die Station?
- Was macht Pfleger X samstags um 19.30 Uhr auf der Station und warum macht er das, was er da tut?
- Wie geht das Team mit „Tratsch" um, wie teilt es seine Arbeitszeit ein, welchen Grundgedanken über den Patienten folgen ihre Beziehungsangebote?

Der Schlüssel zur Gestaltung dieser und unzähliger weiterer therapeutischer „Alltäglichkeiten" liegt in der Realisierung einer professionellen Teamarbeit auf dem Boden einer durchdachten Teamarbeitskonzeption.

Stationäre Arbeit ist Teamarbeit - immer! Aus diesem Grunde führt kein Weg an der Professionalisierung und Konzeptionalisierung der Teamarbeit vorbei.

Bereits die Milieutherapeuten widmeten sich dem Gedanken der umfassenden therapeutischen Gestaltung des Behandlungsmilieus (Bettelheim 1984, 1989, Wesley 1997, Otto 1993, Heim 1978, 1985). Allerdings fand die Teamarbeit bislang wenig Beachtung.

Auch in der Ökonomie, in der Teamarbeit zeitweise ein Begriff mit Hochkonjunktur war, hat nie eine sinnstiftende Operationalisierung des Teamarbeits-Gedankens stattgefunden. Man begnügte sich mit dem Hinweis auf Produktivitätsunterschiede, die man den positiven Wirkungen zusammenarbeitender Teams zuschrieb. Arbeitskonzepte gingen über oberflächlich wirkende Merkmalsbeschreibungen von Teamarbeit aber nicht hinaus (Ulich 1993, Womack et al. 1990).

In der Psychiatrie hat das Teamverständnis ohnehin eine eher zweifelhafte Tradition. Team war lange Zeit ein „Kampfbegriff" bzw. ein Vehikel als Gegengewicht für tatsächliche oder vermeintlich hierarchische Strukturen.

In der TSB geht es im Gegensatz dazu um ein professionell begründetes Teamarbeitskonzept, das den Boden für eine durchgängige therapeutische Behandlungskonzeption bilden soll. Gerade persönlichkeitsgestörte Patienten profitieren von solchen umfassenden Behandlungskonzeptionen in besonderer Weise.

3. Mutation zum Stationsmanager

Der erste Schritt zur Umsetzung von TSB liegt in einer Änderung des Blickwinkels und des Selbstverständnisses. Mitarbeiter, egal in welcher Funktion sie auf der Station tätig sind, sollten zum Stationsmanager werden. Für die Umsetzung der professionellen Teamarbeit ist jeder Mitarbeiter wichtig. Unselig ist die mancherorts proklamierte Spaltung in therapeutische und nichttherapeutische Mitarbeiter. Der Therapeut auf einer Station ist das Team. Dazu gehört jeder.

Unter dem Blickwinkel des Stationsmanagers erschließt sich die Station in einer anderen Sichtweise. Der Stationsmanager zeigt sich verantwortlich, für alles, was auf der Station geschieht und ist bemüht, zu deren gesamthafter Verbesserung beizutragen.

Die oft einseitige Fokussierung auf - sehr oft spekulative und für die Praxis sinnlose - Ideen über Patienten oder auf die vermeintlichen, wenigen wahren Therapiestunden, gleicht einem Busfahrer, der die Qualität seines Busses daran misst, dass er einen modernen CD-Player zur Verfügung hat, den er mit großer Aufmerksamkeit und professioneller Pflege bedenkt.

Ein dem Stationsmanager entsprechender „Busmanager" würde aber den gesamten Bus inspizieren. Er wäre mit dem Zustand des Busses nicht zufrieden, wenn er neben dem vorbildlichen CD-Player im hinteren Teil des Busses verschmutzte und zerrissene Sitzbänke, betrunkene und randalierende Fahrgäste vorfände.

Er würde sich der Optimierung aller mit dem Bus verbundener Aspekte widmen und daran die Qualität seines Angebotes messen.

4. Die Teamregeln der TSB

Die Professionalisierung der Teamarbeit, insbesondere unter therapeutischen Gesichtspunkten, geschieht weder zufällig, noch trifft sie das Team wie ein Wunder aus heiterem Himmel. Es handelt sich um eine umfassende strategische Aufgabe. Dazu benötigt das Team zunächst eine Theorie über eine professionelle Teamarbeitskonzeption, in der die praktisch wichtigen Elemente operationalisiert und damit einer praktischen Umsetzung zugeführt werden können. In der TSB sind 16 Teamregeln aufgestellt. Sie beschreiben die Basiskonzeption der Teamarbeit nach TSB:

1. Einheitlichkeit
2. Verschiedenheit
3. Patienten-Team: die großen Subsysteme
4. Teamdiagnosen
5. Offenheit
6. Informationsfluss
7. Transparenz
8. Wir sind die Eltern
9. Respekt
10. Fürsorgepflicht
11. Spaltung
12. Die gemeinsame Idee
13. Selbständigkeit
14. Nähe und Distanz
15. Glaubensmuster
16. Wertsetzungen

Es mag der eine oder andere anhand der Überschriften den Eindruck bekommen, da würden Banalitäten oder Selbstverständlichkeiten genannt. Richtig ist, dass es sich bei vielen Grundgedanken wie z.B. der Einheitlichkeit oder dem Respekt um im Prinzip einfache Sachverhalte handelt. Darin liegt aber genau in der Praxis ihre Tücke. Sie scheinen so einfach und selbstverständlich, dass bislang eine Theorie darüber fehlte und erst recht Strategien zur Umsetzung dieser Prinzipien in der praktischen Teamarbeit.

Wie es Daniel Hell, der Direktor der Zürcher Universitätsklinik Burghölzli, einmal sagte, wird in der TSB der Versuch unternommen, diese so allgemein verständlich klingenden Begriffe von Pathos und Moralin zu befreien (Hell 1999).
So lässt sich in der Tat zeigen, dass vermeintlich moralische Kontaminationen der dargestellten Begriffe, ebenso wie ein oft auf den ersten Blick einleuchtendes Alltagsverständnis gerade zu Blockaden in der praktischen Umsetzung entsprechender Arbeitselemente führen.
Dementsprechend ist der Zugang der TSB konsequent pragmatisch und praxisorientiert. Teamarbeitselemente sollen konkretisiert und operationalisiert werden. Ihre Umsetzungen und Implantierungen sind ein strategisches Projekt, das nicht von heute auf morgen abgeschlossen werden kann, sondern auf den Weg der permanenten Optimierung vor dem Hintergrund eines im Team verankerten Basiskonzepts geschickt werden muss.
Nach diesen, wenigen einleitenden Bemerkungen zur TSB möchte ich exemplarisch einige der wesentlichen Grundgedanken zum Teamarbeitselement „Einheitlichkeit" darstellen, so wie dieses Arbeitselement in der TSB verstanden wird.
Es soll damit nachfolgend eine Idee darüber vermittelt werden, was mit der Konzeptionalisierung der oben dargestellten Teamarbeitselemente gemeint ist.

Einheitlichkeit als professionelles Teamarbeitselement

Die Einheitlichkeitserklärung

„Das Team muss zusammenhalten. Wir dürfen uns nicht von Patienten gegeneinander ausspielen lassen." Solche Aussagen erfahren bei Teamzusammenkünften regelmäßig Zustimmung. Das abstrakte und unverbindliche Bekenntnis zur Einheitlichkeit ist beliebt, weil es konkret noch nichts einfordert und jeder etwas völlig anderes darunter verstehen kann. Mit solchen Sätzen ist nichts gewonnen. Einige werden den Appell an Einheitlichkeit als eine moralische Qualität begreifen, andere entwickeln zu ihr eine Frontkämpfervorstellung, bei der es darum geht, gegen die Patienten zusammenzuhalten.
Zur Moral ist zu sagen, dass im Gegenteil in der TSB die Teamarbeitselemente von dieser störenden Dimension befreit werden müssen. Moral führt nur zu Doppelmoral. Fehler werden zu Sünden und können dann nicht in professioneller und sachgerechter Weise angegangen und besprochen werden.
Der moralische Beigeschmack verhindert zudem das Verständnis dafür, dass es bei Professionalität einzig und allein um eine pragmatische Dimension geht. Alle Verhaltensweisen und Konzeptionen müssen daraufhin untersucht werden, ob sie nützlich für das Ziel der Arbeit und für den Dienstleistungsauftrag sind. Es geht also allein um die Frage: Gut für die Arbeit oder schlecht für die Arbeit?
Umgehend wird auch deutlich, dass es bei Einheitlichkeit dann nicht um ein Zusammenhalten gegen die Patienten gehen kann, sondern um ein konstruktives Teamarbeitselement für die Patienten im Sinne des therapeutischen Dienstleistungsauftrags.
Mit dieser Überlegung haben wir uns schon ein wenig von moralischen Dimensionen und einem unreflektierten, diffusen Alltagsverständnis der Einheitlichkeitsidee gelöst. Im Weiteren geht es nun darum, die Idee der Einheitlichkeit aus professioneller Sicht zu begründen: Warum und was ist nützlich an der Einheitlichkeitsidee für die Arbeit? Darauf auf-

bauend muss sodann eine Strategie zu ihrer Umsetzung entwickelt werden. Genau das ist mit der Konzeptionalisierung und Operationalisierung von Teamarbeitselementen gemeint.

Der erste Schritt besteht in der Einheitlichkeitserklärung. Das Team beschließt die „Einheitlichkeitsidee“ als ein Element der gemeinsamen Teamarbeit. Sobald das Team eine „Einheitlichkeitserklärung“ abgibt, geht es die Verpflichtung ein, sich am Gelingen der praktischen Umsetzung dieses Ziels messen zu lassen. Die gemeinsame Absichtserklärung gibt somit das demokratisch begründete Recht, die Umsetzung oder die praktische Verbesserung der Einheitlichkeitsidee zu betreiben. Nach dem Motto: „Das hat noch nicht so gut geklappt, wie können wir es das nächste Mal besser machen, um unser gemeinsames Ziel zu erreichen?"

Auch wenn schon oft im Team darüber geredet wurde, lohnt es sich zu prüfen, ob es wirklich einen klaren Teamauftrag für Einheitlichkeit gibt. Dieser ist als Plattform für die Verwirklichung dieses Arbeitselementes notwendig. Das Teamarbeitselement muss sodann definiert werden. Hierzu einige Stichworte:

Einheitlichkeit bedeutet, dass jeder im Team bestimmte Dinge gleich oder ähnlich handhabt, ganz egal, wer das ist. Einheitlichkeit betrifft immer das sichtbare Tun, das „was“ oder das „wie“ etwas getan wird. Der professionelle Anspruch betrifft das Tun, niemals das Denken. In einem ersten Schritt müssen die Dinge gekennzeichnet werden, die den Stempel „einheitlich zu handhaben“ bekommen. Es braucht eine klare Deklaration.

Welche Dinge der Einheitlichkeit unterworfen werden, hängt von der Zielsetzung und dem Auftrag einer Station ab. Es empfiehlt sich, wenige, dafür klar erkennbare und essentielle Bereiche der Station mit der Einheitlichkeitsidee zu verbinden. Geschieht dies nicht, dann wird ein diffuser Anspruch nach Einheitlichkeit in den Raum gestellt, der der Sache unangemessen ist (längst nicht alle Arbeitselemente bedürfen der Einheitlichkeit) und regelmäßig zu einer Überforderung führt, da „eine generelle Einheitlichkeit“ gar nicht zu verwirklichen ist. Die Folge ist, dass die Einheitlichkeit ein Leben als diffuse Absichtserklärung fristet, ohne in der Praxis zielorientiert verfolgt werden zu können.

Professionelle Gründe für Einheitlichkeit

Um Einheitlichkeit als professionelles Arbeitsinstrument zu verstehen, ist es notwendig, darzustellen, warum Einheitlichkeit sinnvoll für die Arbeit sein soll. Nur wenn wir zum Ergebnis kommen, dass es sinnvolle, professionell begründbare Wirkungen der Einheitlichkeitsidee gibt, ist dieses Arbeitselement zu legitimieren. Nur dann kann es von allen Teammitgliedern verstanden und in seiner Grundidee mitgetragen werden. Daher ist die professionelle Begründung der Einheitlichkeit eine wesentliche Bedingung ihrer Umsetzung.

Es gibt drei Gründe:

1. Strukturbildung
2. Arbeitsökonomie
3. Sinnvolle therapeutische Botschaften

1. Strukturbildung

Strukturbildung bedeutet, dass Einheitlichkeit zur Ausprägung verlässlicher Eigenschaften einer Station führen kann, die mit dieser Station verbunden werden. Werden bei der Aufnahme alle Patienten von jedem Mitarbeiter in gleicher Weise freundlich und zuvorkommend willkommen geheißen, dann wird die Eigenschaft „freundliche Begrüßung" der Station zugeordnet. Handhaben dies die Teammitglieder unterschiedlich, dann wird diese Eigenschaft mit einzelnen Mitarbeitern verbunden, also Mitarbeiter Y ist freundlich, Mitarbeiter X unfreundlich usw. Die Eigenschaft „wie wird begrüßt" wird zu einer individuellen, den Teammitgliedern zugehörigen und nicht zu einer Stationseigenschaft.

Einheitlichkeit führt also dazu, dass Stationen (oder andere Systeme) identifizierbare Eigenschaften gewinnen oder sie - bei mangelnder Einheitlichkeit - auf Grund der Zuordnung zu einzelnen Teilen des Systems (beispielsweise den Mitarbeiten) verlieren.

Einheitlichkeit im Dienste der Strukturbildung schafft somit

erstens für die Station „Stationseigenschaften", die dadurch

zweitens Teammitgliedern und Patienten „Verlässlichkeit" vermitteln, was wiederum

drittens den Patienten „Orientierung" ermöglicht.

2. Arbeitsökonomie

Benötigt die Station regelmäßig bestimmte Informationen, beispielsweise aus einem Aufnahmegespräch, dann ist es wichtig, dass jeder Mitarbeiter bei dem Aufnahmegespräch die entsprechenden Fragen stellt. Geschieht dies nicht, wird die entsprechende Information manchmal fehlen und führt zu erheblichem Mehraufwand, um diese dann im Nachhinein zu beschaffen.

Einheitliche Handlungsweisen aller Teammitglieder können also einer arbeitsökonomischen Zielsetzung folgen.

3. Therapeutische Botschaften

Die therapeutische Botschaft, die ein einheitlich handelndes Team vermittelt, entspricht der „Botschaft" die einheitlich handelnde Eltern an ihre Kinder vermitteln.

Kinder, die erkennen, dass ihre Eltern eine Einheit darstellen, sehen und spüren, dass sich die Eltern gut verstehen. Das ist beruhigend. Das gibt ihnen ein Modell dafür, wie Menschen sich eine Grundlage gemeinsamen Zusammenlebens bewahren. Darin liegt etwas Hoffnungsvolles. Sie machen zudem die Erfahrung, dass die Eltern in ihrer Einheitlichkeit keine Angriffsfläche dafür bieten, sich gegeneinander ausspielen zu lassen.

Zwar bringt Kindern das Ausspielen der Eltern kurzfristig einen Vorteil. Dafür zahlen sie aber den teuren Preis, dass sie die Elterneinheit zerstören. Sie rücken dann an die Seite eines Elternteils und verbünden sich in ihrer Fantasie gegen den anderen. Vielleicht ist das für den Moment mit einem triumphierenden Gefühl verbunden, weil ein Vorteil erreicht wurde. Gelingt ein solcher Spaltungsversuch aber häufig, so werden damit die Qualitäten Halt, Sicherheit, Verlässlichkeit und wohlwollende Begrenzung durch sich verstehende, einheitlich handelnde Eltern verspielt.

Durch uneinheitlich erlebte Eltern wird der Spaltungsimpuls permanent verstärkt. Es entsteht ein automatisches Suchverhalten, „die Löcher zu finden", die Eltern bieten und diese auszunutzen. Am Ende verliert das Kind die sicheren und haltgebenden Grenzen durch sich verstehende und einheitlich handelnde Eltern und damit eine wichtige Voraussetzung für behütetes Wachstum.

Teameinheitlichkeit transportiert in diesem Sinne therapeutische Grundbotschaften, die frühe Bedürfnisse in der menschlichen Entwicklung ansprechen. Oft handelt es sich dabei um Qualitäten, die viele Patienten - insbesondere Persönlichkeitsgestörte - in ihrer Geschichte unzureichend erfahren haben.
Aus dem Gesagten wird ersichtlich, dass es bei dieser Art von Einheitlichkeit nicht um ein Zusammenhalten gegen die Patienten geht, sondern um eine Einheitlichkeit für die Patienten. Darin ist kein Platz für Strafimpulse, Ärger oder Wut.
Man muss Teams zudem vermitteln, dass Spaltungsmechanismen bei Patienten oft frühen psychischen Überlebensstrategien im Sinne einer Selbstverteidigung entsprechen. Nicht Patienten „haben eine Spaltungsfähigkeit", sondern diese Eigenschaft der „Spaltungsfähigkeit" ist einem Team zuzuordnen. Dieses lässt sich spalten oder lässt sich eben nicht spalten. In der Praxis bewährt sich folgende Metapher.
Patienten, die Spaltungsversuche unternehmen, sollten als Trainer für das Team angesehen werden. So wie manche Firmen Hacker anstellen, um das eigene EDV-Sicherheitsnetz zu überprüfen oder Warenhausdetektive dafür eingesetzt werden, die Schwachstellen im System zu finden, sind Patienten mit besonderer „Spaltungspotenz" Verbündete, die das System und das Team testen, trainieren und der Station damit zu einer Optimierung verhelfen.
So gesehen gelingt es vielen Teams leichter, mit den Spaltungsversuchen von Patienten umzugehen und diese professionell - und nicht mit persönlicher Betroffenheit - zu beantworten.

Die Kür der Einheitlichkeit

Nach der Darstellung der professionellen Gründe für das Teamarbeitselement „Einheitlichkeit" soll nun noch in Kürze ein Spezialaspekt skizziert werden. Ihn kann man unter dem Titel zusammenfassen: Die Kür der Einheitlichkeit - von einheitlichen Handlungen hin zu einheitlichen Haltungen.
Gewöhnlich werden Handlungsweisen vereinheitlicht. Jedes Teammitglied tut in einer bestimmten, definierten Situation das Gleiche, egal welches der Teammitglieder mit der Situation konfrontiert ist. Gilt die Regel, ein Patient verlässt nach 22 Uhr nicht mehr die Station, dann wird kein Teammitglied einem Patienten die Stationstür eine Minute später öffnen, sofern in diesem Punkt Teameinheitlichkeit beschlossen wurde. Weil diesbezüglich kein Handlungsspielraum für das Teammitglied besteht, nenne ich diese Art von Einheitlichkeit „Robotereinheitlichkeit".
Ihr entgegen zu setzen wäre eine Einheitlichkeit in der Haltung oder in der Entscheidungsfindung, ohne dass das Ergebnis der Entscheidung gleich ausfallen muss. Dem Mitarbeiter entsteht auf dem Boden dieser Einheitlichkeit ein Spielraum bezüglich seiner konkreten Handlungsweise. Die Einheitlichkeit aller Mitarbeiter besteht dann darin, dass das Prozedere der Entscheidfindung und die Haltung, in der diese Entscheidung getroffen wird, bei allen Teammitgliedern gleich ist und gleichen Grundsätzen folgt. Somit wird nicht das Ergebnis vereinheitlicht, sondern der Lösungsprozess einer bestimmten Situation oder Fragestellung. Das kann dazu führen, dass ein Mitarbeiter A in der gleichen Situation eine andere Entscheidung trifft, als dies ein Mitarbeiter B tun würde. Die Einheitlichkeit besteht aber darin, dass beide den Weg zu ihrer Entscheidung in der gleichen Haltung und bei-

spielsweise in der gleichen qualitativen Kultur des professionellen Abwägens verschiedener Aspekte treffen.
Nehmen wir an, ein Patient möchte einen Nachtspaziergang in einem nahegelegenen Wald machen. Vielleicht handelt es sich um einen Patienten, der üblicherweise Mühe hat, legitime Bedürfnisse zu äußern. Vielleicht ist es hoch sinnvoll, dass er dies in einer bestimmten Situation tut und die Gewährung seines Anliegens entspricht in nützlicher Weise der therapeutischen Zielsetzung. Müsste ein Mitarbeiter diesen Fall „robotereinheitlich" beurteilen, dann würde er das Anliegen ablehnen. Folgt er einer „Haltungseinheitlichkeit", dann besteht die Einheitlichkeit beispielsweise in der Ernsthaftigkeit, den Wunsch zu prüfen, seine Sinnhaftigkeit zu beurteilen, um dann auf dieser Grundlage eine Entscheidung zu treffen. Vielleicht würde ein Mitarbeiter dann in der geschilderten Situation den Nachtspaziergang genehmigen. Würde das gleiche Anliegen von einem anderen Patienten vorgebracht, dessen Problem in der Akzeptanz von Grenzen liegt und dessen Wunsch vor allem in diesem Kontext zu verstehen ist, dann würde der Wunsch möglicherweise abgelehnt. Die Einheitlichkeit bestünde darin, dass das Anliegen mit der gleichen Ernsthaftigkeit, der gleichen Qualität der Entscheidbildung und in der gleichen professionell wohlwollenden Haltung erfolgen würde, unabhängig davon, welcher Mitarbeiter mit der Situation konfrontiert würde.
Bei der hier geschilderten Kür der Einheitlichkeit sind flexiblere und der Situation angemessenere Entscheidungen und Verhaltensweisen der Teammitglieder möglich.
Nicht für alle Bereiche einer Station, in der Einheitlichkeit sinnvoll ist, bedeutet dieser Entscheidungsspielraum einen Vorteil. Manchmal ist die „Robotereinheitlichkeit" die bessere Strategie.
Noch wichtiger ist aber der Hinweis, dass der Umgang mit dem individuellen Spielraum bei gleichzeitiger Realisierung der Haltungseinheitlichkeit erheblich höhere Anforderungen an die Teammitglieder stellt. Es handelt sich bei dem hier dargestellten Spezialaspekt der Einheitlichkeit darum in der Tat um die Kür, um „Einheitlichkeit für Fortgeschrittene". Dieses flexiblere Konzept lässt sich nur verwirklichen, wenn die Einheitlichkeitsidee als solche im Team verstanden, fest etabliert und bereits eine Zeit lang mit Erfolg umgesetzt wurde. Die Kür empfiehlt sich daher nur für Teams, bei denen die Praktizierung des Einheitlichkeitselements bereits auf einem qualitativ hohen Niveau fest etabliert ist. Denn es liegt auf der Hand, dass die „flexible Haltungseinheitlichkeit" zur Sabotage der Einheitlichkeitskonzeption genutzt werden kann. Unter dem Hinweis auf den vermeintlichen individuellen Spielraum kann eine Tür dafür geöffnet werden, die Umsetzung des Arbeitselementes Einheitlichkeit zu torpedieren. Es muss daher beurteilt werden, ob ein Team für die Kür der Einheitlichkeit bereits über ein ausreichendes, professionelles Teamarbeitsfundament verfügt.

Professionelle Teamarbeit als umfassende strategische Herausforderung

Sie haben nun eine Definition, professionelle Begründungen und Hinweise für die Umsetzung des Teamarbeitselementes „Einheitlichkeit" gehört.
Für die praktische Umsetzung muss ein weiterer Gedanke im Teambewusstsein etabliert werden, der nicht nur für die Einheitlichkeit, sondern für alle Teamarbeitselemente gleichermaßen gilt. Es ist das Bewusstsein dafür, dass es sich bei der Umsetzung von

Teamarbeitselementen um eine anspruchsvolle, strategische Herausforderung an das gesamte Team handelt. Weder ist zu erwarten, noch ist es sinnvoll zu verlangen, dass die im Team festgelegten Richtlinien zur Einheitlichkeit von heute auf morgen vollständig umgesetzt werden. Das wird nie der Fall sein.

Der Umsetzungsprozess folgt dem Prinzip der permanenten Optimierung. Das bedeutet, dass Fehler von Anfang an integraler Bestandteil dieses Umsetzungsprozesses sind. Sie sind wertvoll und führen zur Optimierung des Systems. Jedes Teammitglied muss daher ein professionelles Verständnis dafür entwickeln, Fehler und Unzulänglichkeiten dem Gesamtteam als Information zur Verfügung zu stellen.

Das Team wiederum ist dafür verantwortlich, dass es in einem solchen Fall nicht zu Schuldzuweisungen kommt, sondern dass diese Feedback-Information einer wohlwollenden Fehlerkorrektur unterworfen wird. Ein Mitarbeiter, der eine solche Fehlerinformation zur Verfügung stellt, leistet einen wichtigen Beitrag zum Umsetzungsprozess des Arbeitselementes. Nur wenn dieses Bewusstsein im Team verankert ist, kann die Feedback-Schleife etabliert werden. Ist die Feedback-Schleife nicht von Anfang an ein integraler Bestandteil des als anspruchsvoll und herausfordernd zu bezeichnenden Umsetzungsprozesses der Teamarbeitskonzeption, dann werden Fehler verschwiegen. Eine wesentliche Information zur Optimierung der Arbeitskonzeption wird damit systematisch dem Umsetzungsprozess entzogen. Unter dem professionellen Gesichtspunkt wäre es somit ein Fehler, das Teamarbeitselement einzuführen, ohne gleichzeitig im Team das Bewusstsein für den permanenten Optimierungsprozess und die Notwendigkeit der Feedback-Schleife zu etablieren.

Mögliche Fehlerquellen

In einer Übersicht haben Sie die Konzeptionalisierung des Teamarbeitselementes Einheitlichkeit kennen gelernt. In ähnlicher Weise sind auch die anderen Teamarbeitselemente der TSB konzeptionalisiert und im Hinblick auf ihre Etablierung und Umsetzung in der Praxis operationalisiert.

Aus dem Gesagten wird deutlich, dass es ohne eine solche Konzeption sehr viel schwieriger, wenn nicht gar unmöglich ist, bestimmte Fehler zu vermeiden, wenn ein Team das Arbeitselement Einheitlichkeit umsetzen will. Fehlermöglichkeiten ergeben sich im Prinzip aus der Umkehrung der hier dargestellten Hinweise. Eine Auswahl möglicher Fehler sei hier kurz genannt:

1. Das Team verfügt nicht über eine einheitliche Konzeption bzw. „Theorie“ zum Teamarbeitselement Einheitlichkeit.
2. Es gibt keine Einheitlichkeitserklärung als professionelle Legitimationsgrundlage zur praktischen Umsetzung der Einheitlichkeit.
3. Es existieren diffuse Vorstellungen zur Einheitlichkeit wie z.B. das Missverständnis, dass es sich um eine moralische Anforderung handelt.
4. Einheitlichkeit wird als „Kampfinstrument“ gegen die Patienten verstanden.
5. Teammitglieder verfügen nicht über professionelle Gründe für die praktizierte Einheitlichkeit. Dadurch fällt es ihnen schwerer, dieses Konzept in seinem Sinn und seiner Wichtigkeit zu verstehen, vor sich selbst und gegenüber den Patienten authentisch zu vertreten.

6. Einheitlichkeit wurde nicht auf bestimmte, wenige Teamarbeitsbereiche beschränkt, sondern gilt als eine diffuse, allumfassende Anforderung. Mit der mangelnden Eingrenzung auf wenige Bereiche, auf die sich ein Team konzentriert, geht der professionelle Bezugsrahmen verloren. Es wird eine umfassende Forderung aufgebaut, die in der Praxis nicht eingelöst werden kann. Das führt zu Frustration und letztlich dazu, dass es nicht zu einem zielgerichteten und erfolgversprechenden Umsetzungsprozess kommt.
7. Es fehlt am Bewusstsein dafür, dass die Umsetzung einer Teamarbeitskonzeption eine herausfordernde, langfristig strategische Aufgabe ist, die Energie, Konzentration und gezieltes Handeln erfordert. Wenn dies einem Team nicht bewusst ist, dann kann es diese Herausforderung nicht bewältigen und wird eher immer wieder aus aktuellem Anlass kurzfristig „auf Symptome" reagieren.
8. Es fehlt das Verständnis dafür, dass die Umsetzung der Teamarbeitskonzeption einem permanenten Optimierungsprozess entspricht und daher die integrale Feedback-Schleife ein wesentliches Prozess-Instrument darstellt. Ist das der Fall, ist das Potenzial der Verwirklichung des Teamarbeitselementes von vornherein deutlich vermindert.

Schlussbetrachtung

Wenn ein Team nicht über eine umfassend konzeptionalisierte Teamarbeitskonzeption verfügt, dann bleibt vieles dem Zufall, persönlichen Einstellungen und situativem Reagieren überlassen. Die Qualität der Teamarbeit wird dadurch entscheidend beschränkt.

Bemühen wir noch einmal die Metapher unseres Reisebusses. Niemand würde auf die Idee kommen, einen vollbesetzten Reisebus einem Fahrer anzuvertrauen, weil er sich gut mit CD-Playern auskennt und unterhaltsame Musiktitel auflegen kann, ohne auch nur über ein basales Verständnis für die Führung seines Fahrzeuges zu verfügen. Wenn Sie mir aber in der These zustimmen, dass das hauptsächliche Behandlungspotenzial einer Station in der Gestaltung aller 24 Stunden pro Tag liegt und der Schlüssel zur Gestaltung die professionelle Teamarbeit ist, dann gleicht die heute vielerorts anzutreffende, in dieser Hinsicht konzeptionslose Stationsführung einem überaus schlecht ausgebildeten Busfahrer. Wir würden diesen auch nicht mit seinen Fahrgästen in südliche Gefilde fahren lassen, wenn er keine Verkehrszeichen kennt, nichts über die Funktionsweise von Lenkrad und Bremsen weiß und wir auf den Zufall vertrauen müssten, dass er den Tankdeckel findet.

Ich glaube aber, dass dieses zugegebenerweise provozierende Bild einen bestimmten Aspekt der heutigen stationären Realität abbildet. Es gibt unendlich viele Theorien über Patienten, Symptome und Störungsbereiche, darüber, was ein Arzt oder eine Pflegekraft in einer bestimmten Situation tun sollte. Man könnte anders formuliert sagen, die stationäre Arbeit ist in ihrer theoretischen Grundlegung individualfixiert. Ich meine damit, dass die Betrachtungsweise auf Einzelaspekte des Patienten oder individuell bezogene berufliche Verhaltensweisen ausgerichtet ist.

Eine wesentliche Aussage meines heutigen Vortrages und der TSB ist aber, dass wir uns damit mit einem großen Aufwand theoretisch mit dem Bereich stationärer Behandlung auseinandersetzen, der vielleicht bestenfalls zu 20 oder 30% zum Behandlungspotenzial stationärer Arbeit beiträgt. Die eigentlich „spielentscheidenden" 70 oder 80%

des von mir als durchaus erheblich eingeschätzten stationären Behandlungspotenzials bleiben sträflich vernachlässigt. Für die Praxis wird damit ein großes und entscheidendes Optimierungspotenzial nicht oder nur unvollständig genutzt.

Ich bin der festen Überzeugung, dass ein erhebliches Entwicklungspotenzial stationärer Arbeit darin liegt, umfassende Teamarbeitskonzeptionen zu entwickeln, sie für den praktischen Alltagsprozess zu operationalisieren und sich damit dem Anspruch einer zielgerichteten 24-Stunden-pro-Tag-Professionalisierung zu stellen.

Dabei ist dieser umfassende und konzeptionell getragene Professionalisierungsprozess eine herausfordernde Aufgabe, der sich ein gesamtes Team langfristig, mit strategischer Ausdauer und dem Einsatz vielfacher professioneller Ressourcen widmen muss. Diese Ressourcen wären nach meiner Überzeugung an dieser Stelle sehr viel sinnvoller eingesetzt als in anderen, oft als therapeutisch angesehenen Aktivitäten.

TSB bietet eine solche Teamarbeitskonzeption und möchte damit einen Impuls zur Diskussion und Weiterentwicklung stationärer Behandlungskonzepte bieten. Die Qualität einer Station verändert sich in dem Maße, in dem sich das Team im Sinne umfassender Professionalisierung verändert, weil die stationäre Arbeit Teamarbeit ist - immer!

Literatur

Bettelheim B (1984) Erziehung zum Leben: Gespräch mit Ingo Herrmann in der Reihe „Zeugen des Jahrhunderts". Göttingen; 1993, Lamuv

Bettelheim B (1989) Der Weg aus dem Labyrinth - Leben lernen als Therapie. München: Deutscher Taschenbuch Verlag

Heim E (1978) Milieutherapie. Bern: Huber

Heim E (1985) Praxis der Milieutherapie. Berlin: Springer

Hell D (1999) Vorwort zur Teamorientierten Stationären Behandlung (TSB). In: Urbaniok F (2000) Teamorientierte Stationäre Behandlung in der Psychiatrie. Stuttgart: Thieme

Otto B (1993) Bruno Bettelheims Milieutherapie. Weinheim: Deutscher Studienverlag, 2. Auflage

Ulich E (1993) Lean Production - aus arbeitspsychologischer Sicht. Zeitschrift für Arbeits- und Organisationspsychologie in Forschung und Praxis, 1

Urbaniok F (2000) Teamorientierte Stationäre Behandlung in der Psychiatrie. Stuttgart: Thieme

Wesley S (1997) Die Milieutherapie Bruno Bettelheims: Intention, Theorie und Praxis. Frankfurt a.M., Bern: Lang

Womack JP, Jones DT, Roos D (1990) The machine that changed the world. New York: Rawson. dt.: Stotko C (Hrsg.): Die zweite Revolution der Autoindustrie: Konsequenzen aus der weltweiten Studie aus dem Massachusetts Institute of Technology., Frankfurt am Main/ New York, 2. Auflage; 1992: Campus

Prä-Tat-Persönlichkeit und psychisch kranke Straftäter

H. Douka von Bormann

Sie alle kennen als Gutachter das Problem: Nach einer Tat ist bei dem Täter eine psychiatrische Krankheit im eigentlichen Sinne nicht zu diagnostizieren. Er hat eine Persönlichkeitsstörung, die der „schweren anderen seelischen Abartigkeit" entspricht und wird in den Maßregelvollzug eingewiesen. In unserer Klinik haben aktuell 13,5% der Patienten ausschließlich eine Persönlichkeitsstörung.

Einen solchen Fall möchte ich Ihnen heute vorstellen.

In der letzten, 6. Begutachtung, die aus dem Jahre 1998 datiert, wurde bei ihm eine „schwere Persönlichkeitsanomalie" diagnostiziert.

Was war passiert?

Im Mai 1995 hatte der Senat für Rehabilitierungsverfahren seiner Heimatstadt ein Urteil von 1971 für rechtsstaatswidrig erklärt und aufgehoben. Ihm war seinerzeit Spionage und Republikflucht zur Last gelegt worden. Schon zu dieser Zeit war er mehrfach wegen ähnlicher Delikte in der DDR verurteilt worden. Alle diese Urteile wurden ebenfalls auf Antrag für rechtsstaatswidrig befunden und aufgehoben.

Im Rahmen des Verfahrens von 1971 fand die 1. Begutachtung statt, die ihm eine haltschwache, geltungsbedürftige, demonstrative, abnorm strukturierte Persönlichkeit bescheinigte.

Aus dieser Inhaftierung, die bis 1972 dauerte, wurde er seinem Wunsch entsprechend aus der Staatsbürgerschaft der DDR entlassen und konnte in die BRD ausreisen. Etwa vier Wochen später wurde er in der BRD erneut straffällig.

Ende 1977, nach mehreren Eigentumsdelikten, erfolgte die 2. Begutachtung, die „eine abnorme Persönlichkeit mit masochistischen Tendenzen und Anzeichen einer paranoiden Entwicklung" ergab. Etwa im gleichen Zeitraum hatte er sich gegenüber zwei verschiedenen Frauen als Kriminalbeamter ausgegeben, sich Zugang zu deren Wohnungen verschafft und durch Würgen den Geschlechtsverkehr mit ihnen erzwungen. Diese Verfahren waren noch anhängig, als er durch Würgen eine Frau tötete.

Er hatte sie in einer Kneipe kennen gelernt. Sie fanden aneinander Gefallen und beschlossen, sich am nächsten Abend erneut zu treffen. Ihm erschien diese Frau als die Frau seines Lebens, was er ihr auch am nächsten Tag eröffnete. Nach durchzechter Nacht machten sie sich auf den Weg nach Hause. Zu den weiteren Ereignissen machte er folgende Angaben:

„Draußen meinte sie, dass wir mit einer Taxe fahren sollten, was ich verneinte. ... In ihrem betrunkenen Zustand hatte sie wohl nun die innere Gewalt über sich verloren und erzählte Dinge, welche mir innerlich sehr wehgetan haben. ... Ich fühlte mich in meiner Ehre und Männlichkeit (niemals sexuell gemeint) dermaßen gekränkt, dass ich nun keine Rücksicht mehr nahm. ... Ich wollte und habe sie nicht etwa geschändet, sondern ich wollte ihr mit gleicher Münze heimzahlen, ich wollte sie nur demütigen. ..."

Um sie zu demütigen, habe er sie entkleidet.

„... Irgendwelche erotischen Gedanken oder gar Gefühle hatte ich dabei nicht. Ich empfand nur Ekel. ... Ich warf sie zu Boden und spuckte vor ihr aus ... legte mich völlig angezogen mit geschlossenem Mantel auf sie, um sie am hysterischen Schreien zu hindern. ... Als sie auch jetzt noch keine Vernunft annahm, da trat bei mir eine dermaßen starke Erregung ein. ... Ich hielt mit einer Hand ihren Hals ... in der starken Erregung verlor ich den Verstand. ... Als ich aufwachte ... erschreckt in ihr Gesicht blickte ... erkannte ich, dass ich in gebrochene Augen blickte. ... Ich hielt eine Taxe an und ließ mich nach Hause fahren ... ließ mich auf das Bett fallen und schlief sofort ein. ... Anderentags rief ich bei der Polizei an und teilte mit, dass es sich bei der gefundenen Leiche um Frau „Sowieso" handele. Ich gab der Polizei meine volle Adresse an ... ich wurde in meiner Wohnung verhaftet".

Bei der 3. Begutachtung im Rahmen dieses Verfahrens wurde die Diagnose „einer praemorbid-psychopathischen, zu neurotischer Verwahrlosung und kleptomanieformen Aneignungstendenzen neigenden, kontaktgestörten, schizoiden Persönlichkeit" gestellt.

Für die Tat wurde er voll exkulpiert und kam in den Maßregelvollzug.

Hier war er kooperativ und problembewusst. Aufgrund dieses Verhaltens wurden ihm bereits nach zwei Monaten Freizügigkeiten gewährt, die er ca. 4 Wochen später zur Flucht missbrauchte.

Noch am Tag seiner Flucht erwürgte er eine zweite Frau. Dieser war er ebenfalls in einer Kneipe begegnet und hatte sie „als Geschenk des Himmels" empfunden, da sie ihm Unterschlupf gewährte.

In der richterlichen Vernehmung gab er an:

„Als ich mit der Frau zusammen auf einer Bettcouch lag, habe ich sie aus Verärgerung über ihr aufdringliches Verhalten von mir gestoßen. Dabei habe ich sie am Hals festgehalten und auch für kurze Zeit zugedrückt. ... Als Blut aus ihrem Mund lief, ließ ich los und stellte fest, dass sie sich nicht mehr rührte".

Der jetzige 4. Gutachter befand: „Die primär-persönlich geprägten Charaktermängel wurden durch einen psychischen Verwahrlosungsprozess in dem langjährigen und immer nur kurzfristig unterbrochenen Strafvollzug in negativer Richtung akzentuiert".

Wer ist dieser Mann?

Seine erste Lebenserinnerung datiert er mit 2 1/2 Jahren, er schreibt:

„In der guten Stube bewunderte ich den Lichterglanz am Weihnachtsbaum. Silbern glänzende Vögel saßen auf den Ästen, worüber ich mich wunderte, denn in der Natur hatte ich solche Vögel noch nicht gesehen".

Mit seinen Eltern lebte er bei den Großeltern väterlicherseits. Seine Mutter

„achtete ... peinlichst auf Sauberkeit und war selbst auch eine sehr gepflegte Frau. ... Meinen Vater hatte ich kaum richtig gekannt, er wurde ... eingezogen und wenn er mal Urlaub hatte, dann spielten wir zusammen".

Der Großvater (väterlicherseits) hatte

„auf dem Hof in einer Tonne Aale zu stehen und diese Tonne kippte der Opa um, so dass die ganzen Aale auf dem Rasen im Hof krabbelten und einige in Richtung Wasser Reißaus nahmen ... Der Opa wollte sich einen Spaß machen, um zu sehen, wie ich die Aale wieder einsammelte ... den Griff für einen Aal hatte ich ... nicht und so glitschten mir die Aale durch die Hände ... und mein Opa stand daneben und lachte".

Im Krieg wurde die Mutter dienstverpflichtet und

„da ich nicht ständig bei ... den Eltern vom Vater ... leben sollte, mietete meine Mutter eine Wohnung für uns. Ich glaube, dass ich auch noch einmal meinen Vater dort sah und erlebte und danach nie wieder, er ist für immer im Krieg geblieben. ... Von der Oma (Mutter meiner Mutter) wurde ich verwöhnt, was aber meine Mutter nicht wissen durfte, sonst gab es Ärger".

Als die Russen unweit der Heimatstadt standen, flüchtete die Mutter mit ihm in Richtung Süddeutschland, wohin zuvor ihre Eltern geflüchtet waren:

„Mutter trug die Lederjoppe vom Vater, darin hatte sie das ganze Geld eingenäht und wohl auch den Schmuck ... als der Zug Dresden erreicht hatte ... heulten plötzlich die Sirenen los ... von einem Polizisten wurden wir beide in den Keller eines Mietshauses ... fast reingetrieben ... das Haus, in dem wir waren, war schon längst getroffen ... die Türen waren verschüttet, ... meine Mutter und ich lagen in der hintersten Ecke ... die Bomben schlugen immer noch ein ... durch den Druck stürzte ein kleiner Mauerrest des Kellers ein und es bildete sich ein kleines Loch ... meine Mutter erkannte, dass das Loch für uns die letzte Möglichkeit war ... ‚Junge, bleib ganz ruhig, niemand darf merken, dass wir das Loch entdeckt haben, ... dann schlagen die Menschen dich tot'. ...Nachdem Mutter das Loch etwas vergrößert hatte ... zog sie mich hoch und stieß mich förmlich hinaus, ... von außen hockte ich am Loch und wartete, dass meine Mutter rauskommen sollte ... gleich danach kam meine Mutter raus, ... und dann standen wir ... vor einem brennenden Ruinenfeld, ... die ganze Asphaltstraße brannte ... vielleicht mögen ... 100 Leute an dieser Straße gestanden haben und alle warteten auf ein Wunder, dass sich ein Weg durch die brennende Straße öffnen möge. ... Still zogen wir uns zurück zum Teich, stiegen mit unseren Sachen ins Wasser, bis wir völlig durchnässt waren. Triefend vor Nässe kehrten wir zur Straße zurück, die Hammelherde stand noch immer gestikulierend vor dieser Feuerwand ... wir bewegten uns hinter die Menschen bis an das Feuer ran. Hinter uns hörte ich einige Frauen schreien: ‚Männer, haltet die Frau fest, die ist verrückt geworden, die rennt mit ihrem Kind ins Feuer, die will sich umbringen'... Bevor uns aber dort noch jemand hindern konnte, holten wir tief Atem, hielten uns an der Hand und rannten los, ... wir rannten und rannten ... an die 300 m mögen wir durch die brennenden Straße gerannt sein ... dann lichtete sich der Rauch und auf der Straße brannten nur noch einige Flecken, die wir umgehen konnten ... Als wir durch das erste Dorf kamen ... gab es sogar einen Bäckerladen ... eine Schlange von 30 Personen stand davor, wir stellten uns auch an ... plötzlich heulte die Sirene los ... alles rannte in den Keller ... Mutter behielt die Nerven. Wir waren plötzlich ganz allein im Laden, Mutter griff über den Ladentisch und griff sich ein Brot und dann rannten ... wir raus. Die Großeltern waren bei einer Bauernfamilie untergekommen ... Opa hatte ... einen Schlaganfall bekommen und war gelähmt ... wir wurden bei ... einer anderen Familie eingewiesen. ... Nachts klirrte der Frost an die Scheiben ... wir kuschelten uns im Bett zusammen ...".

Nach Ende des Krieges kehrte er mit seiner Mutter in die Heimatstadt zurück.

„... Eines Tages kamen die Großeltern ... wir lebten nun mit 4 Personen in Stube und Küche ... wir lebten zwar sehr beengt und ärmlich, aber man hatte das Gefühl, wieder zusammen zu sein ... dann kann man sogar in solch einer Lage eine Art von Gemütlichkeit empfinden und in dieser beginnenden Gemütlichkeit tauchte, wie aus heiterem Himmel ein fremder Mann auf, den ich noch nie gesehen hatte und nistete sich bei uns ein. ... Von der Stunde an, als dieser ... Mann bei uns lebte, war meine Mutter hauptsächlich nur noch für ihn da, ihr eigener Sohn, mit dem sie Not und Elend, ja sogar den Tod überwunden hat, verlor an Bedeutung ...Opa war inzwischen gestorben und so schlief ich mit der Oma in der Küche und meine Mutter mit dem ... Mann in der kleinen Stube. Obwohl ich nichts sehen konnte, wusste ich genau, was sich im Bett abspielte. Die Wand war dünn und das alte Bett knarrte bei jeder Bewegung und so bekam ich es immer mit, wenn sie vögelten, einschlafen konnte ich erst, wenn die Geräusche vorbei waren. ... Mutter war ihm sexuell hörig ... sie benahm sich wie seine Sklavin. Wenn sie ihm die Füße wusch, schämte ich mich für meine Mutter".

Mit der Zeit kam es zu handgreiflichen Auseinandersetzungen zwischen seiner Mutter und dem „fremden Mann".

„Ein Wort gab das andere und dann sprang er auf und meine Mutter bekam Prügel. Mit voller Kraft schlug er auf ihren Körper und wie ein winselndes Tier lag sie ihm zu Füßen ... Am Tag konnte ich ... mich verdrücken, aber der Abend ... wurde für mich zur Qual, ängstlich wartete ich auf den ... Wutausbruch des Mannes ... und inzwischen hatte sich meine Mutter schon so daran gewöhnt, dass sie auch zu schreien begann ... ich hielt mir die Ohren zu und wenn meine Mutter das sah, hagelte es Backpfeifen, ... ihre Wut ließ sie an mir aus".

Er schwänzte die Schule und bestahl die Mutter. Mit einem gestohlenen 20-Markschein kaufte er „Süßigkeiten und andere Dinge".

„Dass ich etwas Falsches getan hatte, war mir klar, deshalb war mir auch nicht wohl zumute, ich ahnte etwas und am liebsten hätte ich alles ungeschehen gemacht und dann am späten Nachmittag brach das Gewitter über mich herein. Oma suchte in der Schublade den 20-Markschein, weil eine Rechnung zu bezahlen war, aber der Schein war weg. Ich wusste sofort, welcher Schein jetzt gemeint war, ich schwieg. Mit ihrem klaren, ehrlichen Blick ... schaute sie mich an und meinte, ‚Junge, ... hast du den Schein verlegt?' Dass ich damit viel Schlimmeres angestellt haben könnte, auf solche Idee wäre meine Oma nie gekommen, und den Menschen, den ich am meisten liebte, habe ich belogen."

Als die Mutter seinem Wunsch bei der Großmutter zu leben, ablehnte, sei er von zu Hause abgehauen, er sei daraufhin in ein Heim gekommen:

Bei der Rückkehr aus dem Heim war er 14 Jahre alt, in seinem 15. Lebensjahr wurde er erstmalig straffällig:

„Aus eigenem Antrieb ... sammelten wir Geld für die Heimkehrer aus russischer Gefangenschaft ... das Geld übergaben wir den Ärmsten unter den Heimkehrern persönlich. Von einem Parteibonzen der SED ... ‚wurde dies weiter gemeldet'... bereits in der gleichen Nacht fuhr vor unserem Haus ein Überfallwagen mit 12 Mann Besatzung vor ... in der Nacht wurde ich wie ein Schwerverbrecher auf den Wagen gezerrt ... ich wurde zu einer Freiheitsstrafe von 3 Jahren verurteilt".

Der materielle Schaden, für den er zu 3 Jahren Freiheitsstrafe verurteilt wurde, betrug 28,00 Mark.

Dieses Delikt ähnelte den Delikten, weswegen er für ca. 17 Jahren in der DDR in Haft war. Wie schon geschildert, sind alle diese Urteile Anfang der 90er Jahre für rechtsstaatswidrig erklärt und aufgehoben.

Acht Jahre nach der Tötung der zweiten Frau im Strafvollzug kam er in den Maßregelvollzug.

Im Verlauf seines Aufenthaltes im Maßregelvollzug flüchtete er mehrfach, ohne dass während dieser Fluchten Delikte bekannt wurden. Er war inzwischen älter geworden, schien in seiner Persönlichkeitsstruktur nach der langjährigen Therapie im Maßregelvollzug

stabilisiert und wurde auf seine Entlassung vorbereitet, als er erneut flüchtete. Während dieser Flucht beging er sein letztes Delikt.
Zu diesem Delikt machte er folgende Angaben:
In einem Lokal habe die Bedienung, mit der er etwas bekannt geworden war,
„so abkassiert, dass ich zufällig der Letzte war... ich habe mir die Lederjacke angezogen, die Handschuhe eingesteckt und Mütze und Brille aufgesetzt ... in dem Moment habe ich mich in Richtung Tür gedreht, ... mache so den ersten Schritt und streichelte ihr mal kurz die Wange mit dem Finger, als ob man Tschüß sagt, in dem Moment, wie ich in Richtung des Mundes kam, biss sie so heftig bis auf den Knochen, ich hatte ... wahnsinnige Schmerzen ... habe versucht, den Finger rauszuziehen und lediglich versucht, ihr durch leichtes Drücken am Hals etwas Luft zu verschaffen, so dass sie gezwungen ist, tief Atem zu nehmen, ... und in dem Moment habe sie den Mund aufgemacht, ich zog den Finger raus ... verließ fluchtartig das Lokal, ... ich war mir keiner Schuld bewusst ... ließ dann aber mich von der Polizei festnehmen“.
Die Frau überlebte diese Tat. Sie gab an, dass der spätere Täter das Lokal betreten, sich an die Theke gesetzt, sein Bier bestellt und getrunken habe. Mit anderen Gästen und ihr sei er ins Gespräch gekommen. Sie habe er zu einer geplanten Feier, die er mit seiner Frau und Bekannten feiern wollte, eingeladen. Nachdem alle anderen Gäste das Lokal verlassen hatten, habe sie ihn aufgefordert, ebenfalls zu gehen. Als sie dann an ihm vorbeigegangen sei, um die Alarmanlage einzuschalten, habe er sie plötzlich mit seinen beiden Händen am Hals von hinten ergriffen, sie zu Boden gedrückt, und gesagt „ich will die Kasse haben“. Sie habe seine Hände etwas lösen können, er habe gesagt „Lass die Hände los, sonst mache ich dich gleich kalt!“ Sie habe einen seiner Finger mit ihrer Hand greifen können und habe stark hineingebissen; noch während des Kampfes sei er plötzlich aufgestanden und aus der Gaststätte gelaufen.
Eine Funkstreifenbesatzung habe „eine kleine, ältere Person“, auf die die Personenbeschreibung des flüchtigen Täters genau passte, festgenommen. Bei der Festnahme habe er wörtlich gesagt, „ich gebe es zu, ich habe es getan“.
Lange blieb bei diesem Patienten das Verständnis seiner Taten unklar, da seine Tatmotivation schwer nachvollziehbar war. Sexuelle Motive negierte er und bei den getöteten Frauen waren keine Zeichen eines sexuellen Missbrauchs feststellbar.
Das Auffallendste in seinem Verhalten schienen Vertrauensbrüche und Entwertungen zu sein, er brach wiederholt Versprechungen und entwertete alles und jeden.
Vertrauen setzen, Brechen von Vertrauen, Entwertung schienen die zentralen Begriffe zu sein, die sein Leben stützten bzw. zerstörten. (Bei den Taten muss er das durch die Frauen in ihn gesetzte Vertrauen [Heirat, Unterschlupf, letzter Gast] zerstören, er muss sie demütigen, entwerten, vernichten, seine geliebte Großmutter belügen).
In seinem Lebenslauf hat er selbst formuliert: „Von der Stunde an, als dieser Mann bei uns lebte, war meine Mutter hauptsächlich nur noch für ihn da, ihr eigener Sohn, mit dem sie Not und Elend, ja sogar den Tod überwunden hat, verlor an Bedeutung“.
Seinen Erzählungen nach hat er mit dieser Mutter bis dahin in einer vollkommenen Einheit gelebt. Der leibliche Vater erscheint selten und dann in der Figur eines Spielkameraden. Der Großvater, der ihn auslacht, wird von der Mutter abgelehnt, er soll nicht bei ihm bleiben. Ihr Vater ist gelähmt, sein Tod wird kaum registriert.

Die Mutter ist die Ernährerin und Beschützerin, sie besiegelt ihre vollkommene Einheit sogar mit einer Feuertaufe; Hand in Hand rennen sie durch das Feuer, das sie überleben. Sie ist aber auch die Gesetzesbrecherin, sie sorgt nur für ihre und seine Rettung aus dem Keller, sie stiehlt das Brot.

Für ihn ist sie die vollkommene Mutter, in einer vollkommenen Einheit mit ihm, bis sie ihm, „wie aus heiterem Himmel" ihre Sexualität, eine Sexualität, die ihn entwertet, überflüssig macht, offenbart. Aber diese Mutter hat sich längst in ihm eingenistet.

In seinem Über-Ich sind nun „wesentliche Charaktere" ihrer Person: „Ihre Macht, Strenge, Neigung zur Beaufsichtigung und Bestrafung" (5); ihre Grenzüberschreitungen, ihre Willkür.

Sie als das introjizierte Objekt bricht das in sie gesetzte Vertrauen, verrät ihn, bestraft ihn und lässt ihn bestrafen. Die väterliche Instanz, die als „der fremde Mann", in sein Leben eintritt, der die Sexualität der Mutter befriedigt, ist die Inkarnation des gesetzlosen Bösen, er schlägt und stiehlt.

Sein persönliches, individuelles Störungsmuster wurde auf dem Hintergrund seiner Lebensgeschichte mit ihren traumatisierenden Ereignissen nachvollziehbar, als es gelungen war, eine Kontinuität in seinen Motivationen herzustellen. Die vollkommene Mutter-Kind-Dyade wird durch seine Entdeckung, dass die Mutter ihr wirkliches Begehren auf den „Vater"/„fremden Mann" richtet, zerstört. Dieser Zerstörung der ursprünglichen Dyade, des Urvertrauens kann niemand entgegenwirken. Der „Stiefvater"/„fremder Mann" ist kein Vertreter des Gesetzes. So kann er ihn nicht auf eine Position in die Ordnung des Tausches führen, d.h., den Verzicht auf die Mutter durch die Belohnung der Zugehörigkeit zum Kreis der Männer, die andere Frauen haben können. Vielmehr findet er sich von nun an in der Ordnung der Verbote nicht mehr zurecht.

Der „Stiefvater" wird nicht zum „Namen des Vaters" (15), sondern bleibt der „fremde Mann", der unrechtmäßig in das Bett der Mutter einsteigt, was sie nicht nur zulässt, sondern wünscht. Er lernt diese Situation zu ertragen, und entwickelt durch die „Spannung zwischen den Ansprüchen des Gewissens und den Leistungen des Ichs" (4) in „unbewusstes Schuldgefühl", was sich als ein Streben sein Ich zu bestrafen, äußert. Das „unbewusste Schuldgefühl" zeigt sich somit als ein „Strafbedürfnis".

Im Text Freuds (5) liest sich das folgendermaßen:

„Gewissen und Moral sind durch die Überwindung, Desexualisierung des Ödipuskomplexes entstanden; durch den moralischen Masochismus wird die Moral wieder sexualisiert, der Ödipuskomplex neu belebt, eine Regression von der Moral zum Ödipuskomplex angebahnt. Dies geschieht weder zum Vorteil der Moral noch des Individuums. Der einzelne kann zwar neben seinem Masochismus sein volles oder ein gewisses Maß von Sittlichkeit bewahrt haben, es kann aber auch ein gutes Stück seines Gewissens an den Masochismus verlorengegangen sein. Andererseits schafft der Masochismus die Versuchung zum ‚sündhaften' Tun, welches dann durch die Vorwürfe des sadistischen Gewissens ... oder durch die Züchtigung der großen Elternmacht des Schicksals gesühnt werden muss. Um die Bestrafung durch diese letzte Elternvertretung zu provozieren, muss der Masochist das Unzweckmäßige tun, gegen seinen eigenen Vorteil arbeiten, die Aussichten zerstören, die sich ihm in der realen Welt eröffnen, und eventuell seine eigene reale Existenz vernichten".

Die Krankheit von Straftätern erschließt sich weder allein aus der Persönlichkeitsstörung noch allein aus der Tat, da eine spezifische Persönlichkeitsstörung keine spezifische Tat unmittelbar motiviert. Sie ermöglicht aber ein entstandenes Störungsmuster, das durch eine genaue Verhaltensbeobachtung erfasst wird, in ein biographisches Kontinuum einzuordnen.

Literatur

1. **Dilling** H (1994) Internationale Klassifikation psychischer Störungen. ICD-10-Kapitel V (F). Huber: 225-234
2. **Frances** A (1995) DSM-IV Guidebook. Washington D.C.: 357-380
3. **Freud** S Charakter und Analerotik. In: Gesammelte Werke, Siebenter Band, Werke aus den Jahren 1906 - 1909, Fischer: 203-209
4. **Freud** S (2000) Das Ich und das Es. In: Psychologie des Unbewussten, Studienausgabe Band III, Fischer: 304
5. **Freud** S (2000) Das ökonomische Problem des Masochismus. In: Psychologie des Unbewussten, Studienausgabe Band III, Fischer: 350, 351 u. 353
6. **Freud** S (2000) Die Zerlegung der psychischen Persönlichkeit. In: Vorlesungen zur Einführung in die Psychoanalyse. Und neue Folge. Studienausgabe Band I, Fischer: 496-516
7. **Freud** S (2000) Einige Bemerkungen über den Begriff des Unbewussten in der Psychoanalyse. In: Psychologie des Unbewussten, Studienausgabe Band III, Fischer: 30-33
8. **Freud** S Einige Charaktertypen aus der psychoanalytischen Arbeit. In: Gesammelte Werke, Zehnter Band, Werke aus den Jahren 1913 – 1917, Fischer: 264-291
9. **Freud** S (2000) Über infantile Sexualtheorien. In: Sexualleben, Studienausgabe Band V, Fischer: 176-177
10. **Freud** S (2000) Über libidinöse Typen. In: Sexualleben, Studienausgabe Band V, Fischer: 269-271
11. **Hacking** I (1996) Die allererste multiple Persönlichkeit. In: Multiple Persönlichkeit; Zur Geschichte der Seele in der Moderne; München, Wien: Hanser: 223-337
12. **Hacking** I (1996) Verdoppelung der Persönlichkeit. In: Multiple Persönlichkeit; Zur Geschichte der Seele in der Moderne; München, Wien: Hanser: 208-222
13. **Jacob** Ch (2000) Delinquenz und Persönlichkeitsstörungen. In: Krankenhauspsychiatrie 11: 134-137
14. **Koch** M (1957) Die Begriffe, Person, Persönlichkeit und Charakter. In: Handbuch der Psychologie, 4. Band. Verlag für Psychologie, 2. Aufl.: 3-29
15. **Lacan** J (1986) Funktion und Feld des Sprechens und der Sprache in der Psychoanalyse. In: Schriften I, Weinheim, Berlin: Quadriga: 119
16. **Laplanche** J, Pontalis JB (1972) Das Vokabular der Psychoanalyse, Erster Band. Frankfurt/Main: Surkamp: 109-111
17. **Linke** D (2000) Bewusstsein, Koma und Nahtodeserfahrungen. In: Das Gehirn, Orig.-Ausg. - 2. Aufl. - München: Beck: 37-53
18. **Sass** H (2000) Persönlichkeitsstörungen. In: Psychiatrie der Gegenwart, 6. Erlebens- und Verhaltensstörungen, Abhängigkeit und Suizid, Springer: 275-330
19. **Sass** H (1998) Persönlichkeitsstörungen: aus Diagnostisches und statistisches Manual Psychischer Störungen DSM-IV; 2., verb. Aufl.- Göttingen, Bern, Toronto, Seattle: Hogrefe: 711-760, 842-849

Aktuelle Entwicklungen und Ergebnisse der Gesprächspsychotherapie bei Persönlichkeitsstörungen

L. Teusch

In meinem Vortrag geht es um aktuelle Entwicklungen und Ergebnisse der Gesprächspsychotherapie bei Persönlichkeitsstörungen.

Eine Persönlichkeitsstörung ist gekennzeichnet durch bestimmte Muster des Erlebens und Verhaltens (Saß et al. 1998):

- Diese Muster sind überdauernd.
- Sie weichen merklich von den Erwartungen der sozio-kulturellen Umgebung ab.
- Sie sind tiefgreifend und unflexibel.
- Sie beginnen in der Adoleszenz oder im früheren Erwachsenenalter.
- Sie sind im Zeitverlauf stabil und führen zu Leid oder Beeinträchtigungen des Betroffenen.

Kennzeichnend und therapeutisch bedeutsam ist, dass sie weniger unter sich selbst i.S. internaler Konflikte leiden, sondern in erster Linie ihre Umgebung für ihr Leid verantwortlich machen.

Persönlichkeitsstörungen sind häufig; sie finden sich bei ca. 10% der Bevölkerung (Bohus et al. 1999). Sie gelten als nur sehr begrenzt psychotherapeutisch beeinflussbar. Liegt eine Persönlichkeitsstörung als Zusatzdiagnose vor, so gilt die gesamte Behandlungsprognose als ungünstiger.

In meinem Vortrag geht es um den gesprächspsychotherapeutischen Ansatz bei Persönlichkeitsstörungen.

Welches Persönlichkeitsmodell liegt zugrunde?

Wie werden die Entstehungsbedingungen gesehen?

Wie ist das therapeutische Vorgehen?

Wie sind die Ergebnisse?

Die Therapietheorie der Gesprächspsychotherapie unterscheidet zwischen Grundannahmen, Therapieprinzipien und Therapietechnik.

In ihren Grundannahmen geht die Gesprächspsychotherapie nach Rogers (1959) davon aus,

- dass der Mensch auf Entwicklung und Entfaltung hin angelegt ist (Aktualisierende Tendenz) und
- dass ein originäres Bedürfnis nach Anerkennung und Wertschätzung durch andere besteht (need of social regard).

Wenn diese zentralen Bedürfnisse erfüllt werden, kommt es zu einer gesunden Entwicklung zur sogenannten „fully functioning person“. Mit diesem etwas gewöhnungsbedürftigen Begriff ist eine Persönlichkeit gemeint, die offen ist für lebendige Erfahrungen. Carl Rogers (1959) spricht von der Offenheit des Bewusstseins gegenüber dem, was in diesem Augenblick im eigenen Selbst und in der Situation existiert, im Gegensatz zu einer Abwehrhaltung, mit der Erfahrungen geleugnet oder verzerrt werden.

Das entwicklungspsychologische Konzept der Gesprächspsychotherapie unterscheidet nicht *grundsätzlich* zwischen Bedingungen, die zu „neurotischen“ Achse I - Störungen führen und solchen, die zu Persönlichkeitsstörungen führen.

Patienten mit Persönlichkeitsstörung haben meist bereits in den ersten Lebensjahren einen weitreichenden Mangel an Akzeptanz und ganz ursprünglichen Geborgenheitsbedürfnissen erfahren (Finke und Teusch, 2001). Dieser Mangel führt zu tiefgreifenden Störungen der Beziehungsfähigkeit, und zur Unfähigkeit, Diskrepanzen zwischen Selbsterleben und Umweltanforderungen einigermaßen ausbalancieren zu können.
Die Eltern solcher Patienten sind oft selbst tief gestört. Sie neigen z.B. dazu, auf Zeichen kindlicher Selbstbehauptung mit maßloser Empörung oder hemmungsloser Wut zu reagieren; oder sie ignorieren aufgrund eigener Kontaktängste und latenter Neidgefühle die Wünsche ihrer Kinder nach Bestätigung.
Dieser kurz skizzierte Erklärungsansatz hat natürlich hypothetischen Charakter. Dass die Gesprächspsychotherapie nicht über ein lückenloses psychogenetisches Konzept verfügt, ist nicht nur als Mangel zu sehen, denn sicher sind auch biologische Determinanten mit zu berücksichtigen. (Finke und Teusch 2001).
Das therapeutische Vorgehen der Gesprächspsychotherapie ist dadurch gekennzeichnet, dass es sich bei der Klärung von Emotionen und Motiven möglichst nahe am jeweiligen Verstehenshorizont des Patienten orientiert. Das Vorgehen erfolgt behutsam in jeweils kleinen Verstehensschritten, i.S. des *einfühlenden Verstehens (accurate empathy)*. Da der Therapeut dem Patienten mit grundsätzlicher Wertschätzung, *bedingungsfrei akzeptierend (unconditional positive regard)*, begegnen soll, wirkt ein solches Vorgehen zunächst wenig irritierend, sondern selbstwertstabilisierend, worauf es gerade bei schwer Persönlichkeitsgestörten ankommt (Finke und Teusch 2001).
In der ersten Phase der Therapie von Persönlichkeitsstörungen geht es, wie Swildens (1996) betont, nicht um Erweiterung der Selbstaktualisierung, sondern um Stabilisierung des Selbst, um Herstellen von Sicherheit *(guarantee safety)*. Dies wird erreicht durch die therapeutische Haltung des Akzeptierens und durch therapietechnische Interventionen des *Anerkennens* und *Bestätigens* seiner Lebensleistung oder seiner Bewältigungsbemühungen. Auch *Solidarisieren* hinsichtlich erlittener Traumatisierungen kann wichtig sein. Der Therapeut kann z.B. sagen: „Das war schlimm, auf einmal die Kündigung zu bekommen!“, auch wenn der Betroffene daran offensichtlich nicht unschuldig war. Sicherheit gebende Zeichen von Akzeptanz sind auch *Verlässlichkeit* und *Strukturgebung*.
Das skizzierte Vorgehen betrifft die Alter-Ego-Beziehung, wie sie historisch in der Gesprächspsychotherapieentwicklung durch die *nondirektive Phase* und später dann durch die stärker gefühlsaktivierende *klientenzentrierte Phase* gekennzeichnet ist. Der Therapeut wirft den Patienten gewissermaßen auf sich selbst zurück, indem er darauf bedacht ist, ihn aus seinem Bezugssystem, aus seiner Perspektive heraus, zu verstehen. Diese hermeneutische Perspektive gilt als Königsweg der Gesprächspsychotherapie (Swildens 1996).
Erst in einer zweiten Phase der Therapie geht es darum, Veränderungen zu bewirken. Hierzu bedarf es Haltungen und Techniken der dialogischen Position der Gesprächspsychotherapie, einer wichtigen Erweiterung ab etwa 1957, die bisher nur unzureichend zur Kenntnis genommen wird. Sie beinhaltet, dass der Therapeut, wie Rogers es formulierte, sich dem Patienten transparent macht, dass er also dem Patienten seine emotionalen Reaktionen zur Verfügung stellt. Dadurch wird der Betroffene darin gefördert, den Therapeuten in seiner Andersheit wahrzunehmen und sich mit der Perspektive und dem Bezugssystem eines anderen auseinanderzusetzen.

Gerade diese dialogische Seite der Gesprächspsychotherapie mit *Selbstöffnung*, *Konfrontation*, *Beziehungsklären* ist für die Behandlung von Patienten mit Persönlichkeitsstörungen unumgänglich.

Kasuistik

Ich will das therapeutische Vorgehen und seine Klippen am Beispiel einer narzisstisch gestörten Persönlichkeit erläutern. Vor einiger Zeit hatten wir einen 46-jährigen frühpensionierten Beamten in klinischer Behandlung, einen athletischen, kräftig gebauten, imposant wirkenden Mann. Er war ein Kind der 68er Protestgeneration, stolz darauf, sich nie irgendwelchen Vorgesetzten oder Vorschriften, die er nicht einsah, gebeugt zu haben. Einige Jahre vor Aufnahme hatte er eine schwere Hirnverletzung erlitten, die zu neuropsychologischen Defiziten und einer ausgeprägten Persönlichkeitszuspitzung geführt hatte.
Er war stolz, trotz seiner hirnorganischen Einbußen Mängel in seiner Umgebung wahrzunehmen und sich für ihre Behebung einzusetzen. Es war ein wichtiger Teil seiner erhaltenen Selbstachtung, sich für andere und das Gemeinwohl verantwortlich zu fühlen, ganz im Gegensatz zu der Egozentrik, die er bei den meisten Menschen seiner Umgebung sah. Er verbrachte einen Großteil seiner Zeit damit, Verbesserungsvorschläge und Eingaben bei Behörden zu machen.
Als er aus Naturschutzgründen verhindern wollte, dass Bäume gefällt wurden, kam es zu einem Polizeieinsatz, bei dem er in Polizeigewahrsam kam und später gefesselt in unsere Klinik eingeliefert wurde. Hier wurde er auf seinen Wunsch noch am gleichen Tag entlassen, da von ihm offensichtlich keine Gefahr ausging.
Er war durch den Polizeieinsatz tief verletzt und beschämt. Er fühlte sich mit der erreichten kompensierten Lebensform von der Umgebung nicht mehr angenommen, völlig ohne Zukunft. Drei Monate später kam er auf Drängen seiner Ärztin hochsuizidal, diesmal freiwillig, zur stationären Aufnahme.
Vergleichsweise unproblematisch war zunächst das Vorgehen in den Einzelgesprächen. Die nach dem Unfall wiedererlangte körperliche und soziale Kompetenz fand Anerkennung. Es erfolgte eine fokussierte Bearbeitung des traumatisierenden Polizeieinsatzes im Sinne der Wahrnehmungsdifferenzierung und auch im Sinne einer emotionalen Wiederbelebung. Er konnte in diesen Gesprächen Techniken entwickeln, bei drohender Blockade seines Denkens in derartigen konflikthaften Zuspitzungen an das Lied von Reinhard Mey zu denken: „Über den Wolken“. Er nahm sich vor, sich innerlich über die Wolken zu begeben und Abstand zur aktuellen Situation zu suchen.
In dieser ersten Phase ging es im Sinne von Swildens (1996) vor allem um Selbstwert-Stabilisierung, um Herstellen von Sicherheit *(guarantee safety)*. *Akzeptierende Grundhaltung*, *Anerkennen* der Bewältigungsleistung und *Solidarisierung* mit dem Opfer staatlicher Repression und *empathisches Verstehen* waren gewissermaßen die Behandlungstechnik.
Die zweite Phase der Therapie kam notgedrungen früher als erwünscht, bedingt durch die schwierige Entwicklung auf der Station. Hier überschlugen sich die Ereignisse. Kein Tag verging ohne Verbesserungsvorschläge (Größe der Handtücher in Bezug auf die Höhe der Wandhalterung, Zimmerreinigung zur Frühstückszeit, Fehlen von Ventilatoren bei Hitze, zu

teure Telefontarife), die an die Stationsleitung, die Haustechnik oder auch an die Verwaltung gerichtet wurden. Schwierig war vor allem, dass er sofort, ganz gleich an welchem Wochentag oder zu welcher Zeit eine verbindliche Klärung und Lösung forderte oder ansonsten dem Leiter der Abteilung oder dem Verwaltungsdirektor auf den Pelz rückte. Auch wenn es von seiner Seite nie zu Handgreiflichkeiten kam, wirkte er in solchen Situationen zeitweise regelrecht bedrohlich. Zudem absorbierte er, bedingt durch die hirnorganisch bedingten, weitschweifigen Gespräche, soviel Energie, dass er Abgrenzung und ärgerliche Reaktionen der Mitarbeiter auf sich zog.

In den Einzelgesprächen war es jetzt notwendig - im Sinne der personenzentrierten Therapie - neben dem Verstehen seiner Perspektive ihn auch beharrlich mit der Wirkung seines Verhaltens auf andere bzw. den Therapeuten zu *konfrontieren*. Er reagierte darauf zunächst mit völligem Unverständnis und Empörung. Wenn niemand ihn verstehe, nicht einmal geschulte Therapeuten, wolle er nicht mehr leben, sich vor einen Zug werfen oder andere mit einer Sprengladung mit in den Tod nehmen. In stetigen Schritten gelang es ihm, Kritisches über seine Wirkung auf andere zuzulassen. Therapeutisch musste dieser Prozess immer wieder unterstützt werden durch die verständnisvolle Übernahme seiner Perspektive. In dieser Phase war er immer auf der Grenze zu bedrohlichen depressiven Abstürzen, in Gefahr sich völlig zu entwerten und seinen Platz im Leben in Frage zu stellen.

Soweit unser Beispiel für das therapeutische Vorgehen. Differenzierte Konzepte wurden speziell für Borderline-Störungen (Finke und Teusch 2001) und für abhängige Persönlichkeitsstörungen (Swildens 2000) entwickelt.

Was bewirkt die Gesprächspsychotherapie bei Persönlichkeitsstörungen?

In einer prospektiv-naturalistischen Studie haben wir an der Essener Psychiatrischen Klinik 202 stationär gesprächspsychotherapeutisch behandelte Patienten bei Aufnahme, bei Entlassung und katamnestisch ein Jahr nach der Entlassung untersucht (Böhme et al. 1998).

Bei der Aufnahme wiesen Patienten mit zusätzlicher Persönlichkeitsstörung insgesamt pathologischere Werte auf als Patienten ohne Zusatzdiagnose. Signifikant waren diese Unterschiede:

- in der Variablen Depressivität anhand eines Expertenratings mit der Bech-Rafaelsen-Melancholie-Skala
- und in Variablen, die die soziale Akzeptanz und Kompetenz erfassen anhand der Selbsteinschätzung im Gießen-Test. Dies betrifft die Variablen soziale Resonanz, Durchlässigkeit und soziale Potenz.

Das heißt, Patienten mit zusätzlicher Persönlichkeitsstörung sind bei Aufnahme in die Klinik offensichtlich depressiver und erleben sich selbst in ihrer Wirkung auf die Umgebung als weniger attraktiv, weniger geachtet, kritischer angesehen und ungeselliger, weniger bindungsfähig, verschlossen, misstrauischer, weniger erlebnisfähig.

64 Patienten ohne Zusatzdiagnose, 115 Patienten mit Persönlichkeitsstörung und 23 Patienten mit Substanzabhängigkeit weisen signifikante Besserungen in fast allen Variablen auf, angefangen von der Depressivität im Fremdrating über die Selbsteinschätzung der

sozialen Resonanz und sozialen Potenz, der Grundstimmung, der Durchlässigkeit und auch der Selbst-Ideal-Diskrepanz. Die Selbst-Ideal-Diskrepanz ist ein Maß, das einen zentralen Aspekt der Kongruenz, also ein zentrales gesprächspsychotherapeutisches Konstrukt erfasst. Auch hier findet sich also eine signifikante Abnahme der erlebten Diskrepanz zwischen Selbstbild und Selbstideal.

Offensichtlich und auch statistisch signifikant bessern sich Patienten mit Persönlichkeitsstörungen im Verlauf der Gesprächspsychotherapie ebenso ausgeprägt wie Patienten ohne Persönlichkeitsstörung - ein allgemeiner Beleg dafür -, dass die theoretischen Konzepte aufgehen: Patienten mit Persönlichkeitsstörungen, die psychotherapeutisch als weniger gut behandelbar gelten, erfahren durch Gesprächspsychotherapie eine gute Stabilisierung.

Einen besonders interessanten Befund aus einer anderen Studie über 142 stationär gesprächspsychotherapeutisch behandelten Patienten mit Persönlichkeitsstörung, will ich Ihnen nicht vorenthalten. 96 von ihnen waren in einem reinen gesprächspsychotherapeutischen Programm. 46 erhielten zusätzlich eine psychopharmakologische, meist antidepressive Behandlung. Globale Unterschiede fanden sich nicht,wohl aber Unterschiede, wenn wir die Patienten in Anlehnung an die in der DSM IV beschriebenen Cluster einteilen:

- Misstrauische Patienten, vor allem histrionisch/narzisstische und emotional instabile Persönlichkeiten profitieren stärker von der reinen Gesprächspsychotherapie.
- abhängig-ängstliche Persönlichkeiten profitieren stärker von zusätzlicher Pharmakotherapie.

Dieses Ergebnis weist interessante Fragen auf, die an unsere allgemeinen Darstellungen anknüpfen:

Das allgemeine Ergebnis stellt die Erwartungen des Psychiaters auf den Kopf und stellt die Frage nach der rationalen Kombination von Psycho- und Pharmakotherapie.

Das zweite Ergebnis ermutigt zur Kombinationstherapie. Es fordert zugleich heraus zu störungsbezogenen Verbesserungen der konzeptionellen und therapiepraktischen Arbeit mit ängstlich-abhängigen Persönlichkeiten.

Schlussfolgerungen und offene Fragen

- Die störungsspezifische Gesprächspsychotherapie verfügt über Konzepte und Handlungsregeln auch für die Behandlung von Persönlichkeitsstörungen.
- Störungsbezogene Modifizierungen betreffen ein 2-phasisches Vorgehen: zunächst ist für den Aufbau einer therapeutischen Beziehung ein besonderes Ausmaß an Akzeptanz und Bestätigung notwendig, später folgen Interventionen, wie Konfrontieren und Selbstöffnen, um Veränderungsprozesse zu fördern (Eckert 1994; Finke 1994; Finke & Teusch 2001b).
- Die Gesprächspsychotherapie ist wirksam in der Behandlung von Persönlichkeitsstörungen: sie fördert insbesondere die Abnahme der Depressivität, Besserung der Selbstakzeptanz und der erlebten Kontaktfähigkeit und sozialen Resonanz.
- „Reine“ Gesprächspsychotherapie hat einen stärkeren antidepressiven Effekt als die Kombination mit zusätzlicher Antidepressivagabe bei paranoid/schizoiden (Cluster-A) und emotional instabilen/histrionischen (Cluster-B) Persönlichkeitsstörungen.

- Bei abhängig/ängstlichen (Cluster-C) Persönlichkeitsstörungen ist die zusätzliche Antidepressivagabe von Vorteil.
- Die Weiterentwicklung störungsbezogener Konzepte und ihre Überprüfung in Prozess- und Ergebnisstudien sind vielversprechend.

Literatur

Beim Verfasser

Veränderte Persönlichkeitsmerkmale in der Psychotherapie schizophren Erkrankter

L. Süllwold

Es ist inzwischen anerkannt, dass schizophren Erkrankte von einer psychotherapeutischen Behandlung, die eine Pharmakotherapie ergänzt, profitieren können. Wenn man die Entwicklung betrachtet, waren die ersten verhaltenstherapeutischen Ansätze handlungsorientiert, auf eine Verbesserung der Funktionsniveaus ausgerichtet. In der Folge kamen psychoedukative Interventionen hinzu, die das Krankheitsverständnis der Angehörigen, aber auch der Betroffenen selbst, zum Inhalt hatten (im Überblick hierzu Stark 1995; Wiedemann et al. 1995). Zunehmend wurden Methoden der Kognitiven Verhaltenstherapie eingesetzt, mit dem Ziel, auch produktive Symptome zu beeinflussen. (Vauth und Stieglitz 1994; Fowler et al. 1995; Kingdon and Turkington 1995; Haddock et al. 2001). Vermittelnde Prozesse wie Selbstwahrnehmungen, Bewertungen und Einstellungen wurden als Elemente der Krankheitsverarbeitung einbezogen (Lasar und Ribbert 1999; Süllwold und Herrlich 2001).

Diese mit der Zeit veränderte Orientierung bringt es mit sich, dass Einzeltherapien mehr Gewicht erhalten. Die Therapie in Gruppen fällt meist in die Zeit des stationären Aufenthaltes. Kliniken werden nun zunehmend auf den stationären Teil beschränkt, weshalb die ambulante Versorgung mehr und mehr ambulant tätigen Therapeuten zufallen wird. Besonders in der Zeit nach der Entlassung haben die Patienten mit den Krankheitsfolgen zu kämpfen und erleben die Einschränkungen ihrer Möglichkeiten. Insbesondere ersterkrankte junge Patienten, die zum Beispiel ihre angestrebte Ausbildung aufgeben müssen, sind in dieser kritischen Periode suizidgefährdet. Was steht nun einer psychotherapeutischen Behandlung, die natürlich nicht kausal sein kann, sondern eine Neuanpassung trotz bleibender Störanfälligkeit und häufig auch persistierenden negativen und positiven Symptomen zum Ziel hat, entgegen?

Bereits Hogarty (1996) forderte, auch eine face-to-face Therapie für schizophrene Patienten müsse streng störungsbezogen sein und auf die eingeschränkten kognitiven Fähigkeiten Rücksicht nehmen. Also eine spezifische Art der Verhaltenstherapie, die sich von der Behandlung anderer Störungen grundsätzlich unterscheidet (Süllwold und Herrlich 1998). Warum erhalten nun so wenige Patienten eine solche zusätzliche Behandlung, obwohl genug Daten vorliegen, dass diese einen Nutzen hat? Haddock et al. (2001) gehen in einer Arbeit dieser Frage nach und kommen zu dem Schluss, es gäbe zu wenige ausgebildete Therapeuten. Mit Hilfe einer Skala, die von Young und Beck (1980) für kognitive Therapien entwickelt wurde, um gute von schlechten Therapeuten zu unterscheiden, versuchen die Autoren, dem näher zu kommen. Obwohl einige Aspekte in die Skala aufgenommen wurden, die für schizophrene Patienten eher relevant sind (z. B. dass die Therapeuten Rückmeldungen einholen, ob alles verstanden wurde), ist das Verfahren sicherlich zu unspezifisch. Es wird deutlich, dass die Prinzipien der Kognitiven Verhaltenstherapie nicht einfach übertragen werden können. Soll das Rationale der Therapie Patienten erklärt worden, müssen diese erst einmal eine entsprechende Krankheitseinsicht haben, die meist erst in der Therapie aufgebaut werden muss. Ein solcherart geschlossenes System kann ohnehin nicht übernommen werden, weil sich die Einzelfalltherapie aus unterschiedlichen Modulen zusammensetzt, die nach dem individuellen Fall zusammenzufügen sind. Therapeuten können nur dann effektiv arbeiten, wenn sie gründliche Kenntnisse der Symptomatologie haben, vor allem auch von der besonderen „Psychologie der Schizophrenie", die auch außerhalb akuter Krankheitsstadien vorhanden bleibt und sich nicht auf Negativsymptome beschränkt (Süllwold 1995).

Viele Arbeiten zu dem Thema richten den Focus auf Zielsetzungen und Methoden, diese zu erreichen. Vernachlässigt wird dabei, dass Patienten nur dann beeinflussbar werden, wenn es gelingt, eine Kommunikation aufzubauen, die längere Zeit stabil bleibt. Was in der Psychotherapie gern „Aufbau einer tragfähigen Beziehung" genannt wird, stellt bei der Gruppe der schizophren Erkrankten jedoch ein Problem an sich dar. Die verbale Verständigung funktioniert nicht so selbstverständlich, wie bei den meisten anderen Störungen. Durch die Ergebnisse der experimentellen Schizophrenieforschung und die Einbeziehung der subjektiven Seite, des Störungserlebens, haben wir heute ein klareres Bild wie „instabile Hirnfunktionen", die den Besonderheiten des Erlebens und Verhaltens zugrunde liegen, sich auswirken. Wenn die von Moment-zu-Moment-Integration sensorischer Daten mit gespeichertem Material erschwert ist (eine zentrale Hypothese von Hemsley 1994), heißt das, dass der davon Betroffene mit irrelevanten externen Stimuli und von Material aus dem Langzeitspeicher, das normalerweise gehemmt wird, überschwemmt wird. Sich auf eine bestimmte Situation, also einen Ausschnitt aus dem Reizeinstrom zu konzentrieren, bedeutet hohe Anspannung. Gespräche zu führen, ist daher Stress. Manche bizarr erscheinende Verhaltensweise wirkt scheinbar befremdlich, hat aber die Funktion, die Störungen zu mindern. Therapeuten müssen dies kennen und die Zusammenhänge erfassen, damit sie Reaktionsweisen herleiten können und nachvollziehen, also verstehen, was der Erkrankte für Schwierigkeiten bewältigen muss. So ist die von der KVTH geforderte Empathie und das bedingungslose Akzeptieren der Patienten, so wie sie sind, an die Voraussetzung gebunden, dass die Therapeuten mit diesen Grundlagen vertraut sind. Ich möchte dazu bemerken, dass, die heute übliche Diagnostik mit dem Abhaken von offenkundigen Symptomen mit Hilfe der gängigen Skalen dazu nicht ausreicht.

Wie sind die Erkenntnisse umzusetzen bzw. was erschwert eine längerfristige stabile Interaktion mit Patienten, die Voraussetzung, damit ein Arbeitsbündnis zum Erreichen von Therapiezielen entstehen kann? Fowler (1992) hat auf obstruktive Faktoren hingewiesen. Wir wollen im Folgenden formale Merkmale der Gestaltung von Sitzungen beschreiben, die eine stabile Interaktion begünstigen, weil basale Dysfunktionen schizophren Erkrankter berücksichtigt werden.

Wie schon erwähnt, ist es für viele Patienten stressvoll, längere Gespräche in Rede und Gegenrede durchzuhalten. Überforderung muss vermieden werden, deshalb sollten, besonders zu Beginn, die Zeiten kürzer als üblich gehalten werden (meist nicht mehr als 30 Minuten pro Sitzung). Die Patienten sollten mitteilen können, wenn die Konzentration nachlässt, die Gedanken durcheinanderlaufen, Unruhe auftritt u. a. Solche individuellen Überlastungsanzeichen können mit Hilfe der FBS (Süllwold und Herrlich, 1987) besprochen werden und als Hinweise vermittelt werden. Besonders zu Anfang ist es ratsam, auf Befindensschwankungen Rücksicht zu nehmen, darüber zu sprechen. Damit wird verhindert, dass die Sitzungen eine aversive Qualität bekommen. Einfach ausgedrückt, wenn die Patienten gern kommen, mindest ohne Unbehagen, besteht die Chance, auch etwas aufzubauen.

Was ist zu vergegenwärtigen, damit die sprachliche Verständigung gelingt? Bei Gesprächen müssen schnell präsentierte sequentielle Reize (Wortfolgen) verarbeitet werden. Für die Bedeutungsanalyse sind zusätzlich Mimik und Gestik des Sprechers relevant, es müssen demnach Daten verschiedener Sinneskanäle integriert werden. Dazu kommen Reize aus der Umgebung, z. B. aus dem räumlichen Umfeld.

Eine Eigenart vieler Patienten ist es, den Blick auf den Boden zu richten, den Kopf zu senken, also direkten Blickkontakt zu vermeiden. Dies hat die Funktion, den Reizeinstrom zu verringern und die Konzentration auf das Hören zu richten (hypothetisch lässt sich erwägen, dass evolutionsbiologisch Anstarren ein Aggressionszeichen ist und Unbehagen auf einer instinktiven Grundlage erzeugen kann). Es empfiehlt sich auf jeden Fall, die Patienten etwas seitlich zu setzen und ständiges „In-die-Augen-Sehen" zu vermeiden.

Pro Sitzung sollte die Informationsmenge beschränkt werden, also ist möglichst die Anzahl der angeschnittenen Themen begrenzt zu halten. Die Therapeuten müssen sich sprachlich disziplinieren, kurze Sätze machen, weil die „Entschlüsselung" längerer Sätze erschwert ist. Es treten Verständnislücken auf, wenn die Kapazität überfordert wird, die Patienten hören keinen sinnvollen Text mehr, sondern weißes Rauschen. Pausen nach kurzen Abschnitten sind ebenfalls zweckmäßig, dann können auch kontinuierlich Rückmeldungen eingeholt werden, ob das Gesprochene aufgenommen wurde. Es ist hilfreich, nicht nur am Ende der Sitzung sondern auch nach jedem heraushebbaren Punkt des Gespräches, ein Fazit zu ziehen, worum es ging. Wenn Einzelthemen, z. B. wenn es darum geht, konkrete Schritte im Alltag zu planen, mit einer Überschrift versehen werden, erleichtert dies das Behalten und vor allem das Abrufen.

Diese Hilfen sind auch für intelligente Patienten relevant, denn die zu kompensierenden basalen Defizite sind unabhängig von der jeweiligen intellektuellen Kapazität. Zur Minderung von Ablenkung vom Inhalt des Gesprochenen sollten die Therapeuten mit ruhiger Stimme sprechen, diese nicht zu sehr heben und senken, wie dies bei lebhaften Gesprächen oft geschieht. Es ist daran zu denken, dass die Verarbeitung akustischer Signale nicht nur besonders erschwert ist, sondern leicht missverständlich. Zudem reagieren schizophren Erkrankte hypersensitiv auf nonverbale Signale, sie benutzen gleichsam ein evolutionär älteres Kommunikationssystem vorrangig. Kommt bei Therapeuten Ungeduld oder Ärger auf, verständlicherweise, weil z. B. ein ungeordneter Redefluss nicht zu stoppen ist und die Zeit drängt, ist es besser auszusprechen, dass gestoppt werden müsse, als unterschwellig Ungeduld zu signalisieren und verbal permissiv zu bleiben. Auch sprunghafte bis zerfahrene Äußerungen müssen zeitweise geordnet werden. Bei solchen notwendigen steuernden Direktiven können entschärfende Erklärungen verhindern, dass Feindseligkeit und Kritik aufkommen, denn bekanntlich reagieren die Kranken darauf außerordentlich empfindlich. Wenn aber gesagt wird, z. B.: „Ich unterbreche Sie jetzt, um den Gedanken aufzunehmen, zusammenzufassen, was Sie sagen wollten, den Inhalt zu ordnen" usw., wird direkte Kritik vermieden.

Das Ordnen und Strukturieren dessen, was die Patienten mitteilen, stellt eine Hilfe dar, denn viele leiden darunter, dass sie sich nicht verständlich machen können. Die Erfahrung,

dass Kommunikation aufrecht erhalten werden kann, auch über Schwierigkeiten hinweg, ermutigt.
Ein besonders schwieriges Kapitel der Therapie stellt die emotionale Seite der Interaktion dar. Es muss daran gedacht werden, besonders zu Anfang der Kontakte, dass emotionale Erregung per se eine aversive Qualität für die Patienten hat, weshalb diese auch nach Möglichkeit von diesen vermieden wird. Bekanntlich hat selbst freudige Erregung eine solche Beimengung (weil das Aversionszentrum leicht miterregt wird). Die Schwellen können im Einzelfall sehr niedrig sein. Zweckmäßiger Selbstschutz darf nicht durch forciertes Ansprechen kritischer Inhalte, sondern Aufdecken, außer Kraft gesetzt werden. Wenn Konfrontieren, das bei anderen Störungen angemessen sein kann, einfach auf schizophren Erkrankte übertragen wird, kann dies verhängnisvolle Auswirkungen haben. Die Orientierung auf die Realität hin, mit konkreten Problemlösungsschritten, hat sich auch deshalb bewährt, weil damit von den häufig uneinheitlichen emotionalen Reaktionen weggeführt wird (Süllwold und Herrlich 2001). Nun ist von den Therapeuten jedoch gefordert, Anteilnahme und Interesse deutlich zu zeigen, sowie Empathie und Wärme. Kühl angewendete Techniken funktionieren auch in der Verhaltenstherapie nur sehr begrenzt. Bei schizophren Erkrankten muss das Kunststück fertig gebracht werden, Distanz zu wahren und selbst positive emotionale Reaktionen nicht zu unmittelbar zu äußern. So kann z. B. ein gut gemeintes „ich habe mir schon Sorgen gemacht, weil Sie nicht angerufen haben", schon zu viel sein. Besser ist es, neutral zu bleiben und zu sagen „wir hatten vereinbart, dass Sie anrufen, was hatte Sie gehindert". Die Empfindlichkeit gegenüber Reaktionsweisen, die in die Kategorie „intrusiv" gehören, ist sehr groß, wie wir aus der Familienforschung wissen. Ein Klima in der Therapie aufrecht zu erhalten, das die richtige Mitte zwischen Distanz und Nähe aufrecht erhält, ist eine schwer operationalisierbare Aufgabe. Konkretisiert werden kann eher die Art zu fragen. Eindringendes Fragen, „was haben Sie dabei gedacht oder gefühlt", sollte vermieden werden. Offene Fragen, „was möchten Sie mir berichten, worüber sollten wir heute sprechen", machen es vielen Patienten leichter, sich zu öffnen. Es muss in Kauf genommen werden, dass bei persönlichen Themen oftmals abgeblockt wird: „Darüber möchte ich nicht sprechen." Außer dem Hinweis, dass man das vielleicht später erörtern könne, sollten die Therapeuten nicht weiter insistieren. Schizophren Erkrankte benötigen die Kontrolle darüber, was sie im Moment preisgeben können. Es muss berücksichtigt werden, dass Aussprechen nicht - wie bei Gesunden oder vielen anderen Störungen - entlastet, sondern eher steigt das Erregungsniveau an und damit wirkt ein gegenteiliger Effekt. Sensibilisierung anstelle von Habituation kann die Folge sein. Die Grenzziehungen von Patienten müssen daher akzeptiert werden, die Abschirmung, die eher Schutzfunktion hat, kann in vielen Fällen erst allmählich, in einem subjektiv tolerierbaren Ausmaß aufgegeben werden. Wird die „Abschottung" durch Therapeuten aktiv durchbrochen, fühlen sich viele Patienten bedroht, mindestens werden sie gegenüber der Therapie ambivalent. Direktives Vorgehen ist in Bezug auf konkrete Problemlösungen und kognitive Störungen sinnvoll, bei emotional belastenden Themen jedoch nicht.
Das Ziel ist, für die Patienten in der Therapie eine konfliktfreie Zone herzustellen, eine Art der Zuwendung, die unabhängig von Schwankungen und Stimmungseinbrüchen konstant bleibt und durch eben diese Konstanz stabilisierend wirkt. Emotionales Gleichmaß aufrecht zu erhalten, gleichzeitig Distanz zu wahren und emotionale Aufruhr zu vermeiden, erfordert

von den Therapeuten zweifellos Selbstbeschränkung. Selbst wenn etwas herausgefunden wurde, was wichtig erscheint, müssen sich diese zurücknehmen, wenn der Patient sich in gerade diesem Punkt verschließt.

Frustrationstoleranz wird auch von den Therapeuten verlangt, wenn es um mehr konkrete Schritte geht. So z. B., wenn Hausaufgaben vereinbart werden. Zur Verbesserung der Sicherheit in sozialen Situationen soll zunächst in neutralen Situationen geübt werden, mit Personen zu sprechen (Einkaufen, ein kurzes Gespräch mit Nachbarn beginnen, u. a). Obwohl die Vereinbarung klar ist, kommt es wiederholt dazu, dass nichts unternommen wurde. Dabei ist an die grundsätzliche Schwierigkeit zu denken, die schizophren Erkrankte haben, eine aufgabenrelevante Einstellung (vergleichbar der determinierenden Tendenz bei Denkprozessen) aufrecht zu erhalten. Wenn mir die nicht eingehaltene Vereinbarung angemahnt wird, führt das nicht weiter. Es ist vielmehr zu klären, was vom Vorsatz abgelenkt oder abgehalten hat. Häufig kommt es vor, dass der Beginn der Handlungskette (zu einer bestimmten Zeit mit Geld aus dem Haus gehen) nicht im Aufmerksamkeitsfokus gehalten werden konnte, dann kommt der gesamte Ablauf nicht zustande. Ist dies der Fall, helfen schriftliche Leitfäden, zeitliche Festlegungen und evtl. auch ein Einüben des Verhaltens beim Gespräch mit einer Verkäuferin im Rollenspiel (Reaktionen, die ausgeführt werden, erhalten eine höhere Auftretenswahrscheinlichkeit). Die Reaktionshierarchien sind verloren gegangen und angemessene Reaktionen werden nicht automatisch wie beim Gesunden aktiviert. Wir haben an anderer Stelle ausgeführt, dass geeignete Erklärungen wichtig sind, weil viele Patienten sich schämen, selbst einfachen Aufgaben nicht mehr gewachsen zu sein - im Vergleich zu der Zeit vor der Erkrankung.

Der Umgang, besonders in der Initialphase der Behandlung, entscheidet vielfach darüber, ob eine längerfristige Kommunikation zustande kommt und verschiedene Therapiemodule, die inzwischen ausgearbeitet worden sind und die sich bewährt haben, zur Anwendung kommen können. Die krankheitsbedingten Veränderungen schizophren Erkrankter haben die Stabilität von Persönlichkeitsmerkmalen, sie sind - im Unterschied zu den akuten Symptomen - selten reversibel und stellen Quasi-Persönlichkeitsmerkmale dar, mit denen nicht nur die Erkrankten selbst zu kämpfen haben, sondern auch deren Umwelt muss sich damit einrichten. Für Psychotherapie bedeutet dies die Ausarbeitung spezifischer Konzepte. Verhaltenstherapeutische Behandlungstechniken können nicht ohne weiteres übernommen werden.

Literatur

Hogarty GE, Komrnblith SJ, Greenwald D (1995) A disorder relevant psychotherapy for schizophrenia. Schizophr. Bulletin 21: 379-393

Haddock G, Devane S, Bradshaw T, McGovem J, Tarrier N (2001) An Investigation into the psychometric Properties of the Cognitive Therapy Scale for Psychosis (CTS-Psy.) In: Behavior and Cognitive Psychotherapy. Cambridge: University Press. 29: 221-233

Fowler D, Garety Ph, Kuipers E (1995) Cognitive Behavior Therapy for Psychosis. Chichester: Wiley

Kingdon DG, Turkington D (1994) Cognitive Behavioral Therapy of Schizophrenia. Hove: Guilford Press

Lasar M, Ribbert H (Hrsg.) (1999) Kognitive und motivationale Prozesse bei schizophrener Erkrankung, Regensburg: Roderer

Stark A (Hrsg.) (1995) Verhaltenstherapeutische Ansätze im Umgang mit schizophren Erkrankten. Tübingen: DGVT Verlag

Süllwold L (1995) Schizophrenie. 3. Aufl. Stuttgart: Kohlhammer

Süllwold L, Herrlich J (1998) 2. Aufl. Psychologische Therapie schizophren Erkrankter. Stuttgart: Kohlhammer

Süllwold L, Herrlich J (2001) Psychologische Therapie schizophren Erkrankter - Trend der Konzeptentwicklung. Fortschr. Neurol. Psychiat. 69 Sonderheft Z: 1-5 Stuttgart: Thieme

Vauth R, Stieglitz RD (1994) Verhaltenstherapeutische Interventionen bei persistierender halluzinatorischer und wahnhafter Symptomatik schizophrener Patienten. Verhaftenstherapie 4: 177-185

Wiedemann G, Rechsteiner-Fiesel D, Buchkremer G (1995) Verhaltenstherapeutische Ansätze bei schizophrenen Störungen. Verhaltensmod. und Verhaltensmedizin 16.3: 187-222

Young J, Beck AT (1980) The cognitive therapy scale. Philadelphia: Unpublished manuscript

Persönlichkeit und Alter

G. Heuft

Lebensthemen – Konflikte – Persönlichkeit(-sstörung)

Persönlichkeit ist auch im Alter ein hoch differenziertes System von Eigenschaften, Haltungen und Erlebnisformen. Eigenschaften, die allgemein als dysfunktional bezeichnet werden, können im Alter durchaus adaptiv sein. Diese Befunde gelten als Hinweise für die Resilienz bzw. Plastizität der Persönlichkeit im Lebenslauf.
Um die Eigenschaften einer Persönlichkeit - funktionale ebenso wie dysfunktionale - zu charakterisieren, sollten ubiquitäre Lebensthemen abgegrenzt werden von repetitiv-dysfunktionalen Konflikten und diese wiederum von Persönlichkeits-(Struktur-)Merkmalen. Solche ubiquitären Lebensthemen sind z. B. das Thema „Abhängigkeit versus Autonomie" oder das Thema „Versorgung versus Autarkie". Diese Themen sind zunächst ohne jede pathologische Relevanz für jeden Menschen in seinem gesamten Lebenslauf bedeutsam und erfordern lebensabschnittbezogen teilweise unterschiedliche Antworten. Diese lebenslange Durcharbeitung solcher Themen kann erschwert werden dadurch, dass ein solches Thema eine spezifische konflikthafte Relevanz in der Biographie bekommen hat, so dass dieser Mensch beispielsweise immer wieder in Situationen, in denen er ein gewisses Maß von Abhängigkeit zulassen können müsste (Partnerwahl, Kinder, eigene Pflegebedürftigkeit etc.), übermäßige Autonomiestrebungen leben muss (Flucht vor der Partnerschaft, Ablehnung der Bindung an Kinder, Rebellion oder Depression bei Pflegebedürftigkeit). Werden solche repetitiv-dysfunktionalen Konflikte (Arbeitskreis Operationalisierte Diagnostik OPD 2001) Anteile der Struktur eines Menschen, dann lassen sich oft keine umschriebenen Konflikte mehr erkennen. Statt dessen ist dieser Mensch als Person in allen Belangen bestrebt, beispielsweise übermäßig Autarkie zu zeigen. Diese Persönlichkeitszuspitzung bildet einen fließenden Übergang hin zur Persönlichkeitsstörung. Bei der Persönlichkeitsstörung bemerkt vor allem die Umwelt, dass der Betreffende zwingend seine Umwelt und seine Beziehungen entsprechend diesem Thema zu behandeln trachtet.

Persönlichkeit in ihrer biographischen Dimension

Auf die Frage: „Wer bin ich?" antworten jüngere Erwachsene i. S. einer Selbstdefinition üblicherweise mit Aussagen über ihre soziodemographischen Rollen, Eigenschaften und sozialen Beziehungen (z. B. Gordon 1968), während bei 45- bis 70-Jährigen Aussagen über Gesundheit, Lebenserfahrung, Werte und Überzeugungen zunehmen (George & Okun 1985). In der Berliner Altersstudie (BASE) (Mayer et al. 1996) wurden von den ≥ 70-Jährigen am häufigsten (in absteigender Reihenfolge) individuelle Interessen, zu Hause ausgeführte Hobbys, Alltagsaktivitäten, Familie, auf gesellschaftliche Beteiligung bezogene Interessen, Gesundheit, Persönlichkeitsmerkmale, interpersoneller Stil, Lebensrückblick und Lebenseinstellung thematisiert. Im Vergleich zwischen den 70- bis 84-Jährigen und den ≥ 85-Jährigen (Hochaltrigen) fanden sich in der gleichen Studie nur geringe Unterschiede mit einer tendenziellen Verschiebung von den äußeren Interessen hin zur Betonung der

Alltagskompetenz und der soziodemographischen Charakteristika (Smith & Baltes 1996). Im Gegensatz zu den geringen Altersunterschieden (Mittelwerte) waren die *individuellen* Unterschiede des Inhaltes von Selbstdefinitionen beträchtlich, wobei dies häufig mit der Widerstandsfähigkeit des Einzelnen gegenüber den Anforderungen durch Krankheit oder Behinderung zusammenhing (Freund 1995). Insgesamt machten nur 7% eine Aussage über ihr Äußeres oder den Tod - ein deutlicher Gegensatz zum Alltagsstereotyp aus Sicht jüngerer Erwachsener.

Es ist auch mit Hilfe von Faktoranalysen nicht möglich, die durch psychologische Instrumente erhobenen Persönlichkeitsmerkmale alternder Individuen unter einem stereotypisierenden Gesamtbild zusammenzufassen, da die einzelnen messbaren Persönlichkeitsdimensionen - im Gegensatz zur Intelligenzstruktur - relativ unabhängig voneinander sind. Persönlichkeit muss daher auch im Alter als hochdifferenziertes System von Eigenschaften, Haltungen und Erlebnisformen verstanden werden.

Die Frage, ob bestimmte Persönlichkeitsmerkmale im Alter „erwünscht" bzw. „unerwünscht" sind, ist ebenfalls nicht einfach zu beantworten, da kontextabhängig z. B. im Allgemeinen als dysfunktional bezeichnete Eigenschaften wie „Einsamkeit" im Alter durchaus adaptiv sein können. Unter dem Gesichtspunkt der Adaptivität ist auch etwa an einen 75-jährigen Mann zu denken, der immer alle seine Geschäfte erfolgreich alleine geregelt hat und der sich jetzt aus Gründen einer beginnenden Demenz etwas mehr externe Kontrolle in seinen Geldgeschäften „gönnen" können müsste. Unter Berücksichtigung dieser oft unvermeidlichen Einschränkungen fand sich bei über 70-Jährigen der BASE (a.a.O.) mit ansteigendem Alter eine Abnahme der Extraversion bzw. Offenheit und des Erlebens positiver Emotionen sowie eine Zunahme der externalen Kontrolle und der Einsamkeit, interpretierbar i. S. einer chronischen Belastung. Die Werte für Neurotizismus und negative emotionale Befindlichkeit steigen dagegen nicht an.

Alle diese Befunde sprechen dafür, dass im Alter ein hohes Maß an *psychischer Widerstandsfähigkeit (Resilienz)* bzw. Plastizität des Selbst und der Persönlichkeit besteht (Staudinger et al. 1995), die es erlaubt, die stressähnlichen Anforderungsmuster des hohen und sehr hohen Alters zu bewältigen. Dabei scheinen insbesondere die Entwicklungsanforderungen durch den körperlichen Alternsprozess eine derart bedeutsame Rolle zu spielen, dass dem *körperlichen Alternsprozess* die Rolle eines *Organisators der Entwicklung in der zweiten Hälfte des Erwachsenenlebens* zukommt (Heuft 1994). Angesichts dieser Anforderungen wird zugleich verständlich, dass die Widerstandsfähigkeit im sehr hohen Alter auch an ihre Grenzen kommen kann. Folglich wurde die zu erbringenden Anpassungsleistungen als ein *Schwellenmodell* konzeptualisiert (Mayer et al. 1996): Mit stetiger Zunahme der Anforderungen im hohen Alter wird bei limitierten Ressourcen der Zusammenbruch der Bewältigungsmechanismen immer wahrscheinlicher.

Eigene Untersuchungen im Rahmen der von der Deutschen Forschungsgemeinschaft geförderten ELDERMEN-Study I (He 1898/2-1; He 1898/2-2) weisen darauf hin, dass die angesprochenen Anpassungsleistungen auch im Zusammenhang mit Erfahrungen von *Belastung und Förderung* stehen, die über die gesamte Biographie erworben worden sind. So scheinen diejenigen Studienteilnehmer über 60 Jahre, die in ausführlichen psychodynamisch geführten biographischen Interviews in keiner Lebensphase stärkere subjektive Belastungen als Förderung angegeben haben, auch im Alter weniger gut gerüstet zu sein, mit Belastungen, die zeitweilig fördernde Erfahrungen übersteigen können, umzugehen. Lerntheoretisch formuliert, fehlt diesen Menschen die positive Kognition: „Ich habe bereits in einer früheren Phase meines Lebens einmal eine schwere Belastung, aus der ich zunächst keinen Ausweg sah, erfolgreich durchgetragen". Das kann etwa der ältere Mensch sein, der „jetzt im Alter zum ersten Mal im Krankenhaus sein muss" und nicht mit dieser Situation umgehen kann. Und umgekehrt scheinen diejenigen, bei denen in mehreren Phasen ihrer Biographie die subjektive Belastung höher war als die erlebte Förderung, Gefahr zu laufen, unter den Anforderungen des Alters i. S. einer dysfunktional wirksamen Kognition zu empfinden: „Ich kann nicht (noch) mehr ertragen." Am besten scheinen sich diejenigen Älteren mit den anstehenden Anforderungen auseinandersetzen zu können, die über eine begrenzte Zahl von bewältigten Belastungserfahrungen in ihrer Biographie verfügen (Schneider et al. 1999).

Persönlichkeitsstörungen im Alter

Die Persönlichkeitsstörungen sind auf der syndromalen Ebene der ICD-10 in der Kategorie F60 abgebildet. Während Persönlichkeitsstörungen im psychiatrischen und psychotherapeutischen Versorgungsbereich eine große Bedeutung haben, ist unser Wissen sowohl über den Verlauf dieser in der Regel in der Jugendzeit oder spätestens im frühen Erwachsenenalter bemerkbaren Störungen im weiteren Lebenslauf und deren Häufigkeit im Alter ausgesprochen begrenzt. Die Prävalenzrate wird insgesamt zwischen 7-18% bei ausgeglichenem Geschlechterverhältnis geschätzt und reicht von 2% bei der Borderline-Persönlichkeitsstörung über 3% bei der narzisstischen Persönlichkeitsstörung (die nur im DSM-IV, jedoch nicht in der ICD-10 aufgeführt ist) bis zu 6% bei der histrionischen Persönlichkeitsstörung in der Allgemeinbevölkerung. Eine Komorbidität mehrerer Störungstypen ist nicht selten. Bisher werden Persönlichkeitsstörungen z. B. in gerontopsychiatrischen Abteilungen deutlicher seltener diagnostiziert, als bei Patienten im jungen Erwachsenenalter. Das kann, wie weiter unten diskutiert wird, viele Gründe haben. Von den Persönlichkeitsstörungen abzugrenzen sind im Laufe des Erwachsenenalters erworbene *Persönlichkeitsveränderungen* (ICD-10: F70) in Folge extremer psychischer Belastungen, langanhaltender psychischer Störungen oder hirnorganischer Erkrankungen. An dieser Stelle müssen Kenntnisse über die prototypische Kategorisierung von Persönlichkeiten vorausgesetzt werden, da wir uns hier nur auf die Besonderheiten bei Alternden beziehen.
Bei den im Laufe des Erwachsenenalters erworbenen Persönlichkeitsveränderungen dachten die Autoren der ICD-10 vor allem an Menschen nach Extremtraumatisierungen wie Holocaust-Überlebende. Für diese schafft die Kategorie F70 auch eine Anerkennung gesundheitlicher Beeinträchtigungen im Rahmen von Begutachtungen im Alter. - In jüngerer Zeit konnten wir herausarbeiten, dass es eine weitere Gruppe von traumatisierten Menschen gibt, die u. U. dreißig Jahre und mehr ohne erkennbare psychische oder psychosomatische Symptome leben konnte, jedoch im Alter - oft plötzlich - eine *Trauma-Reaktivierung* erleidet (Heuft 1999). Hinsichtlich der Ätiologie gehen wir derzeit davon aus, dass die mit dem ursprünglichen Trauma eng verbundene Erfahrung von Hilflosigkeit und Ausgeliefertsein durch die drohende Hilflosigkeit im Alter wiederbelebt werden kann. Da es sich bei der Trauma-Reaktivierung um noch ungeklärte kognitive Prozesse handelt

(Unterschiede zwischen der Verdrängung im Sekundärprozess und nicht im Sekundärprozess verarbeitbaren Gedächtnisspuren des Traumas), muss auch die Frage nach dem Verhältnis von spät auftretenden psychischen Symptomen nach Traumatisierungen und Persönlichkeit zunächst offen bleiben.

Da die Diagnosekriterien in ICD-10 bzw. DSM-IV den eingangs bereits erwähnten Symptombeginn in Kindheit oder Jugendzeit fordern, werden bei epidemiologischen Untersuchungen schon auf Grund dieser Kriterien keine Menschen „entdeckt", deren Persönlichkeitsstörung (nicht Persönlichkeitsveränderung durch äußere Faktoren) erst im späteren Leben symptomatisch wurde. Eine Metaanalyse von Abrams & Horowitz (1996), deren Einschlussgrenze allerdings schon bei 50 Jahren beginnt, legt eine im Alter gleichbleibende Prävalenz der Persönlichkeitsstörungen nahe. Die in einer anderen Metaanalyse gefundene Abnahme der Borderline-Persönlichkeitsstörung auf rund die Hälfte nach etwa neun Jahren (Perry 1993) bezieht in den meisten Fällen auch eher Erwachsene bis zum 50. Lebensjahr ein, so dass tragfähige Aussagen über höheraltrige Kollektive fehlen. Bei Erwachsenen jenseits des 60. Lebensjahres wurde erst kürzlich der Versuch gemacht, am Beispiel der Borderline-Persönlichkeitsstörung eine altersspezifische Operationalisierung der Symptomatik zu erarbeiten, da einige der beschriebenen Verhaltensweisen junger Erwachsener nicht einfach auf ältere Kohorten übertragbar sind (Sadavoy 1996). Dies könnte zu der falschen Einschätzung einer Abnahme der Borderline-Persönlichkeitsstörungen im Alter führen.

Eine mögliche Abnahme der Prävalenz von Persönlichkeitsstörungen kann unter den Aspekten einer Abnahme der Triebspannung und Aggressivität oder/und einer besseren Adaptation aufgrund der Erfahrungen des Betroffenen im Umgang mit seiner Persönlichkeit diskutiert werden. Noch völlig ungeklärt ist, in wieweit akute oder chronische psychische Symptome (z. B. einer depressiven Störung) oder funktionelle Körperstörungen im Alter auch die Symptome einer Persönlichkeitsstörung „kaschieren" können. So kann eine ängstliche (vermeidende) Persönlichkeitsstörung (ICD-10: F60.6) durch eine Kniegelenksarthrose kaschiert werden, die nunmehr legitimiert, das Haus zu Einladungen nicht mehr verlassen zu können. Aus klinischer Sicht wird rasch die Bedeutung der längsschnittlichen Perspektive und ggf. der Fremdanamnese für das Verständnis dieser Patienten evident.

Eine zusätzliche diagnostische Unsicherheit auch für Studien von Persönlichkeitsstörungen birgt der Umstand, dass die ICD-10 keine depressive Persönlichkeitsstörung kennt. Oft wird hierzu auf die diagnostische Kategorie der Dysthymia „ausgewichen", die jedoch näher an der alten „neurotischen Depression" im Sinne einer Konfliktpathologie formuliert ist. An der Entstehung der Depression im Alter sind genetische Faktoren und Persönlichkeitseigenschaften weniger häufig beteiligt als bei depressiven Störungen jüngerer Menschen (Musetti et al. 1989). Dagegen spielen negative Lebensereignisse und ungünstige Lebensumstände eine größere Rolle. Je länger die affektive Störung anhält, um so eher besteht die Gefahr, dass die Behandler von einer Persönlichkeitsproblematik ausgehen. Um depressionsbedingte Verhaltensänderungen von Persönlichkeitsakzentuierungen zu unterscheiden, ist eine gründliche Fremdanamnese erforderlich (Kurz 1997).

Die folgende Kurzkasuistik demonstriert bei einem älteren Patienten den Symptomwechsel von einer ursprünglich psychisch akzentuierten Persönlichkeitsproblematik hin zu einer somatisch imponierenden Störung.

Ein 67-jähriger emeritierter Hochschullehrer stellte sich mit zahlreichen Körpersymptomen in der Poliklinik für Psychosomatik und Psychotherapie vor. Alle die vorangegangenen notwendigen Untersuchungen hätten tausende von Mark gekostet, um am Ende zu beweisen, dass er völlig gesund sei. Dabei habe er ständig das Gefühl, er erlebe den nächsten Tag nicht, wenn es ihm so schlecht gehe. Eigentlich gehe es ihm immer schon schlecht. Seit er sich als einziger seiner Familie aus einfachsten Verhältnissen mit seiner beruflichen Karriere entwickelt habe, habe er sich immer wieder wie ein Hochstapler gefühlt. Dann habe er sich jedoch mit dem Gedanken beruhigt, wenn die anderen ihn mit diesen Positionen und späteren Ehrungen bedenken würden, dann müsse er doch befähigt sein. Zeitlebens habe er sich klein und unscheinbar gefühlt, habe Angst gehabt, von Frauen abgelehnt zu werden, was ihn sehr verletzen würde. Nie habe er geheiratet, jedoch eine große Zahl von zum Teil parallel laufenden Beziehungen zu sehr attraktiven Frauen gehabt, die oft unter ihm gelitten hätten. Er gelte als geistreich und interessant, doch eigentlich hasse er die Menschen. Er habe schon von Ärzten die Diagnose einer Depression gehört, aber er sei nicht depressiv, habe vielmehr zahlreiche Interessen. Auch habe er schon einmal eine Psychotherapie gemacht, aber alles, was der Therapeut gesagt habe, habe ihn emotional nicht erreicht. Er komme jetzt, um sich zu vergewissern, dass er nichts ausgelassen habe, was seine Situation verbessern könne, das sei er sich schuldig. Von der Gegenübertragung hatte der Diagnostiker ständig das Gefühl, er müsse mit allem, was er sage, sehr auf der Hut sein, sonst breche der Patient in ein Gelächter aus über seine unbeholfenen Versuche, noch etwas „Kluges“ zu sagen.

Auch wenn die Fallvignette kurz gehalten ist, wird das Ausmaß einer seit Jugendzeit bestehenden *narzisstischen Persönlichkeitsstörung* deutlich, die sich allerdings in den letzten Jahren vor allem „somatisch“ präsentiert hatte. Die Motive für den Symptomwechsel können vielfältiger Natur sein: Kontaktsuche im Medizinbetrieb, Depotenzierung von somatischen Spezialisten, großartige Konsumierung finanzieller Ressourcen, um nur einige zu nennen. Jedoch wird in den ganzen vorliegenden Krankenberichten an keiner Stelle die Diagnose einer Persönlichkeitsstörung genannt. Auch dafür mag es viele Gründe geben: Unsicherheit in der Diagnostik einer so weitreichenden Störung, Angst vor Diskriminierung des Patienten oder vor dessen phantasierten Rachegefühlen oder Unsicherheit über die therapeutischen Implikationen einer solchen Diagnose.

Der Verlauf von Persönlichkeitsstörungen wird vermutlich in bedeutendem Maße von den begleitenden Lebensumständen mitgeprägt. Menschen mit chronisch instabilen Beziehungen zeigen eine höhere Vulnerabilität (geringere Resilienz) auch angesichts der bereits weiter vorne dargelegten Belastungen durch die zahlreiche Entwicklungsaufgaben im Alter. Bei guter materieller Absicherung oder inzwischen erreichten Machtpositionen erhöhen sich naturgemäß die Möglichkeiten, angesichts der besonderen Bedürfnisse der jeweiligen Persönlichkeit, „ungehemmt“ und „ungestraft“ agieren zu können.

In den nächsten Jahren wird an der Diagnostik von Persönlichkeitsstörungen im Alter noch wesentlich weiter gearbeitet werden müssen. Vermutlich muss dabei der Schwerpunkt, zunächst einmal darauf gelegt werden, die Phänomenologie der Persönlichkeitsstörungen im Alter genauer deskriptiv zu fassen. Zu vermuten ist beispielsweise, dass späte Erstmanifestationen von psychogenen Essstörungen wie einer Anorexia nervosa oder selbstschädigendes Verhalten durch Non-Compliance notwendiger somatischer Behandlungen auch eine Verbindung zu den Persönlichkeitsstörungen erkennen lassen. Zusammenfassend muss sowohl die Wahrscheinlichkeit, dass Persönlichkeitsstörungen im Alter aus den genannten Gründen unterdiagnostiziert wird, als auch die Gefahr eines therapeutischen Nihilismus angesichts einer diagnostizierten Persönlichkeitsstörung im Alter diskutiert werden.

Implikationen für die Alterspsychotherapie

Generell gilt, dass Menschen mit einer Persönlichkeitsstörung unsere Anerkennung verdienen angesichts der enormen Kräfte und Begabungen, die sie z. T. mobilisieren müssen, um mit ihrem Leben und den Beziehungen trotz vieler Krisen über Jahrzehnte zurecht zu kommen. Insofern haben wir auch ältere Patienten vor Augen, die in mehreren Lebensabschnitten erfolgreich verlaufene psychotherapeutische Interventionen nutzen konnten. Wenn sie jetzt im Alter erneut nach einer solchen (u. U. umschriebenen) fachpsychotherapeutischen Behandlung suchen, sollten wir bei Vorliegen einer Persönlichkeitsstörung nicht davon ausgehen, dass die vorausgegangenen Behandlungen „nichts gebracht" hätten und daher jetzt auch keine Indikation bestehe. Wenn die Patienten nachvollziehbar darstellen können, dass ihnen vorangegangene Behandlungen in einem bestimmten Abschnitt ihrer Biographie geholfen haben, dann spricht bei entsprechender Motivation generell nichts gegen eine neue Indikation. Wesentlich sind klare Zielsetzungen, die mit dem Patienten i. S. individueller Therapieziele vor Behandlungsbeginn ausgehandelt werden sollten (zur Methodik: Heuft & Senf 1998). Die Persönlichkeitsstörung kann eine chronisch rezidivierende Störung(-sanfälligkeit) darstellen, die auch wiederholte Behandlungen rechtfertigt. Dazu kommt bei geeigneter Behandlungstechnik auch eine tiefenpsychologisch orientierte Gruppenpsychotherapie Älterer in Betracht.
Es besteht Einigkeit darüber, dass es - ausgehend von den beiden *psychotherapeutischen Grundverfahren* (kognitiv-behaviorale Verhaltenstherapie und psychodynamische Psychotherapien) - keiner anderen oder neuen Psychotherapie-Verfahren für Ältere bedarf. In der Alterspsychotherapie wird lediglich die Notwendigkeit der Modifikation von *Therapietechniken* und die Aufgabe beschrieben, die phasenspezifischen Entwicklungsaufgaben Alternder zu kennen (Übersicht bei Heuft et al. 2000). Weitere Anforderungen müssen an die Diagnostik gestellt werden, die in der *Querschnitt-* sowie *Längsschnitt-Perspektive* wirklich sorgfältig sein muss, um Person und Persönlichkeit von einem Störungskonzept abgrenzen zu können. Nur so kann eine kompetente Differentialdiagnostik und auch differentielle Therapieindikation erarbeitet werden. - Lediglich am Rande sei hier erwähnt, dass auch für die Differentialdiagnose beginnender demenzieller Prozesse vom Alzheimer-Typ die Berücksichtigung der Primärpersönlichkeit ebenfalls von großer Bedeutung ist. So können Menschen mit gewohntem großen Wortschatz und sozialer Gewandtheit in oberflächlichen Untersuchungen oft viel länger ihre kognitiven Einschränkungen (schamvoll) verbergen als Menschen, die überwiegend handwerklich tätig waren.
Folgt der Diagnostiker mangels ausreichender Kenntnisse einem *Defizit- und Defektmodell des Alterns* („Im Alter geht sowieso alles den Berg hinunter."), hat dies erhebliche Rückwirkungen auf die Indikationsstellung. Denn es ist ein deutlicher Zusammenhang mit den zu Behandlungsbeginn vorphantasierten Therapiezielen seitens des Therapeuten und

seinem Entwicklungsparadigma für die zweite Hälfte des Erwachsenenlebens bekannt. Neben den Gegenübertragungs- und den Eigenübertragungsproblemen (Heuft 1990) in der Behandlung alter Menschen (einschl. der Probleme, die durch die Auseinandersetzung mit der *politischen Biographie* alter Menschen dem Therapeuten erwachsen) stellt das Fehlen eines allgemein akzeptierten Entwicklungskonzeptes jenseits des Erwachsenenalters eine wesentliche Ursache für die Behandlungsverweigerung gegenüber alten Menschen dar.
Da sich prinzipiell alle Parameter im Alter stabil denken lassen (Gesundheit, Beziehungen, soziale Rolle etc.), wird besonders augenfällig, dass sich von einer verändernden Körperlichkeit im Alter auf Dauer jedenfalls nicht absehen lässt. Begreift man daher den körperlichen Alternsprozess als Organisator der Entwicklung in der zweiten Hälfte des Erwachsenenlebens, wird deutlich, welche Entwicklungsanforderungen die Persönlichkeit bis ins hohe Alter zu leisten hat. Intrapsychische Konflikte, die sich nicht als repetitiv dysfunktionale Konflikte (Arbeitskreis OPD 2001) bereits im bisherigen Lebenslauf identifizieren ließen, sondern aus dieser Entwicklungsdynamik erwachsen können, werden als *Aktualkonflikte* bezeichnet (Heuft et al. 1997). Diese haben auf dem Hintergrund einer Persönlichkeitsentwicklung, in der viele Ressourcen erworben werden konnten, oft auch in fokalisierenden Behandlungsansätzen eine gute Prognose.
Begegnen wir dagegen ältere Menschen mit sicher identifizierten chronischen Symptomen auf dem Hintergrund einer Persönlichkeitsstörung, sind wir oft in einer ähnlichen Situation wie andere medizinische Fachrichtungen auch: Wir können mit hoher Wahrscheinlichkeit bei chronifizierten Persönlichkeitsstörungen im Alter mit psychotherapeutischen Mitteln nicht mehr viel erreichen. Ohne unser Betätigungsfeld ausweiten zu wollen, sei dennoch die Frage erlaubt, ob es angesichts der ethischen und ökonomischen Notwendigkeit, die Selbständigkeit Alternder möglichst lange zu erhalten, auch wichtiger werden könnte, Coping-Techniken für die Folgen von Persönlichkeitsstörungen für die Älteren selber und ggf. auch für Pflegepersonen zu entwickeln. Die frühzeitige Vermittlung solcher Techniken (wie die Entwicklung von *Humor* sich selber gegenüber) sollte z. B. den Beginn einer Tranquilizer-Medikation im Alter, die einer vorzeitigen regressiven Entwicklung Vorschub leisten kann, verhindern helfen.

Literatur

Abrams RC, Horowitz SV (1996) Personality disorders after age 50 - A metaanalysis. J Personality Disorder, 10: 271-281

Arbeitskreis zur Operationaliserung Psychodynamischer Diagnostik (OPD) (2001) Operationalisierte Psychodynamische Diagnostik (OPD). Bern: (3. Aufl.) Huber

Freund AM (1995) Wer bin ich? Die Selbstdefinition alter Menschen (Studien und Berichte des Max-Planck Instituts für Bildungsforschung). Berlin: Edition Sigma

George LK, Okun MA (1985) Self-concept content. In: Palmore E, Busse EW, Madox GL, Nowlin JB, Siegler IC (eds.) Normal aging III: Reports from the Duke Longitudinal Studies, 1975-1984. Duke University Press, Durham, NC, 267-282

Gordon C (1968) Self-conceptions: Configurations of content. In: Gordon C, Gergen KJ (eds.) The self in social interaction: Classic and contemporary perspectives. New York: Wiley, 115-136

Heuft G (1990) Bedarf es eines Konzeptes der Eigenübertragung? Forum Psychoanal, 6: 299-315

Heuft G (1994) Persönlichkeitsentwicklung im Alter - ein psychoanalytisches Entwicklungsparadigma. Z Gerontol 27: 116-121

Heuft G (1999) Die Bedeutung der Trauma-Reaktivierung im Alter. Z Gerontol Geriat, 32: 225-230

Heuft G, Hoffmann SO, Mans EJ, Mentzos S, Schüßler G (1997) Das Konzept des Aktualkonfliktes und seine Bedeutung für die Therapie. Zsch Psychosom Med, 43: 1-14

Heuft G, Kruse A, Radebold H (2000) Gerontopsychosomatik und Alterspsychotherapie. UTB-Lehrbuch. München: E. Reinhardt

Heuft G, Senf W (1998) Praxis der Qualitätssicherung in der Psychotherapie: Das Manual zur Psy-BaDo. Stuttgart, New York: Thieme

Kurz A (1997) Depression im Alter: Klassifikation, Differentialdiagnose und Psychopathologie. In: Radebold H, Hirsch RD, Kipp J, Kortus R, Stoppe G, Struwe B, Wächtler C (Hrsg.) Depression im Alter. Darmstadt: Steinkopff, 33-40

Mayer KU, Baltes PB, Baltes MM, Borchelt M, Delius J, Helmchen H, Linden M, Smith J, Staudinger UM, Steinhagen-Thiessen E, Wagner M (1996) Wissen über das Alter(n): Eine Zwischenbilanz der Berliner Altersstudie. In: Mayer KU, Baltes PB (Hrsg.) Die Berliner Altersstudie. Berlin: Akademie Verlag, 598-634

Musetti L, Perugi G, Soriani A, Rossi VM, Cassano GB, Akiskal HG (1989) Depression before and after age 65. A re-examination. Brit J Psychiatry, 155: 330-336

Perry CJ (1993) Longitudinal studies of personality disorders. J Personality Disorder (Suppl), 63-85

Sadevoy J (1996) Personality disorder in old age - Symptom expression. Clinical Gerontologist, 16: 19-36

Schneider G, Heuft G, Lohmann R, Nehen HG, Kruse A, Senf W (1999) Psychogene Beeinträchtigung und aktuelle Befindlichkeit im Alter - Welche Chancen eröffnet die biographische Perspektive? Psychother Psychosom med Psychol, 49: 195-201

Smith J, Baltes PB (1996) Altern aus psychologischer Perspektive Trends und Profile im hohen Alter. In: Mayer KU, Baltes PB (Hrsg.) Die Berliner Altersstudie. Berlin: Akademie Verlag, 221-250

Staudinger UM, Marsiske M, Baltes PB (1995) Resilience and reserve capacity in later adulthood: Potentials and limits of development across the life span. In: Cicchetti D, Cohen DJ (eds.) Developmental psychopathology. Vol 3: Risk, disorders, and adaption. New York: Wiley, 801-847

Psychoedukativ-psychotherapeutische Interventionen für schizophrene Patienten: Langzeitbefunde und individuelle Prädiktoren

W.P. Hornung, R. Feldmann

Einleitung

Psychoedukativ verhaltenstherapeutisch ausgerichtete Behandlungsmaßnahmen für schizophrene Patienten und ihre Angehörigen können in Verbindung mit der Gabe von Neuroleptika den Krankheitsverlauf schizophrener Psychosen günstig beeinflussen (Dixon et al. 2000). Mit ihrer Hilfe lässt sich, im Vergleich zur reinen Neuroleptika-Gabe, die Rezidivrate der Patienten im 2-Jahres-Zeitraum um etwa 20% reduzieren (Pitschel-Waltz et al. 2001).

In einer eigenen Untersuchung wurde ein sogenanntes bifokales Gruppenprogramm evaluiert (Hornung et al. 1995). Dabei wurden Gruppen für die Patienten und simultan dazu für deren Angehörige durchgeführt (Lewandowski und Buchkremer 1988). Hauptzielkriterium war die Rehospitalisierungsrate Schizophrener innerhalb eines Jahres nach Interventionsende. Für den genannten Katamnesezeitraum konnte kein sicherer Therapieeffekt auf die Rehospitalisierungsrate nachgewiesen werden. Allerdings ließen sich in bezug auf die 2-Jahres-Katamnese wesentlich günstigere Verläufe darstellen (Buchkremer et al. 1997). Patienten mit psychoedukativ und kognitiv-psychotherapeutischer Behandlung sowie Angehörigenberatung hatten die niedrigsten psychiatrischen Wiederaufnahmeraten. Diese Zahlen stehen in guter Übereinstimmung mit früheren und aktuellen Befunden von Familieninterventionen aus dem anglo-amerikanischen Bereich (Falloon et al. 1985; Hogarty et al. 1991; Tarrier et al. 1989).

Nach unseren Befunden wirken sich psychoedukativ-psychotherapeutische Interventionen erst mittelfristig günstig auf den Krankheitsverlauf schizophrener Patienten aus. Ob auch langfristige Effekte zu erwarten sind, kann derzeit anhand der Datenlage nur spekulativ beantwortet werden. In der internationalen Literatur findet sich bis dato nur eine einzige langfristige Untersuchung (Tarrier et al. 1994). Sie wies in einer Katamnese von fünf und acht Jahren langfristige rezidivprophylaktische Effekte psychoedukativer Familieninterventionen nach.

Des Weiteren stellt sich die Frage, welche Patienten von einem solchen Therapieangebot profitieren. Die kognitiven Ressourcen der Patienten dürften in diesem Zusammenhang von besonderer Bedeutung sein, da ein kognitiv-verhaltenstherapeutisches Vorgehen ein gewisses (minimales) kognitives Leistungsniveau bei den Patienten voraussetzt. Diese (gegebenenfalls noch zu bestimmenden) individuellen kognitiven Parameter müssten bei der Planung und Implementierung psychotherapeutischer Maßnahmen für schizophrene Patienten besonders bedacht werden (Feldmann et al. 2000).

Im Folgenden werden Teilergebnisse einer größeren Interventionsstudie vorgestellt, die andernorts ausführlich beschrieben wurde (Hornung et al. 1995; Buchkremer et al. 1997). Nachstehend sind zwei Fragenkomplexe von Interesse:

1. Haben psychoedukativ-psychotherapeutische Interventionen für schizophrene Patienten (und ihre Angehörigen) langfristige rezidivprophylaktische Effekte?
2. Welche kognitiven Leistungsmerkmale schizophrener Patienten beeinflussen die therapeutische Effizienz der Intervention?

Patienten und Methodik

Patienten

191 Patienten erfüllten die Einschlusskriterien der Studie: Diagnose einer Schizophrenie nach DSM-III-R mit mindestens zwei akut psychotischen Episoden innerhalb der letzten 5 Jahre, keine psychiatrische Zweitdiagnose, aktuell ambulante Behandlung mit Indikation zur neuroleptischen Rezidivprophylaxe (im Mittel seit 78,2 [57,1] Monaten), psychopathologisch stabilisiert seit mindestens vier Wochen. Im Mittel 31,3 (7,0) Jahre alt, waren sie seit 8,4 (5,8) Jahren krank und vor Studienbeginn im Mittel 4,7 (3,6) Mal stationär behandelt worden. Der GAS-Score lag im Mittel bei 55,1 (10,4), der AMDP- bei 15,3 (9,5), der BPRS- bei 29,4 (7,4) und der SANS-Score bei 6,6 (4,0).

Therapeutische Interventionen

Das Therapieangebot für die Patienten umfasste ein zehn Sitzungen umfassendes psychoedukatives Training, ursprünglich „Psychoedukatives Medikamententraining" betitelt, das später in „Psychoedukatives Training für schizophrene Patienten (PTS)" umbenannt wurde (Kieserg und Hornung 1996). - Die kognitive Psychotherapie (KP) mit 15 Sitzungen zur Verbesserung von Problemlösefertigkeiten (D'Zurilla und Goldfried 1971) wurde in einer anderen Studie (Buchkremer et al. 1995) evaluiert. - Die Bezugspersonenberatung (BB) stellte eine experteninitiierte Gruppenarbeit dar, die 10 Treffen lang durch professionelle Leiter geführt wurde und dann in die Tätigkeit von Selbsthilfegruppen überging (Schulze Mönking 1994). Bei einem Teil der Patienten, die zu ihren Verwandten keinen Kontakt mehr hatten, wurde versucht, Laienhelfer als Bezugspersonen für die Teilnahme an der Bezugspersonenberatung zu gewinnen (Klingberg 1993). - Alle Sitzungen wurden in Gruppenform von einem oder zwei Therapeuten (Psychiater/Psychotherapeut oder Dipl.-Psychologe) geleitet. - Die Patienten aus der Kontrollgruppe nahmen an einer strukturierten, aber unspezifischen Freizeitgruppe teil. Patienten aus dem PTS konnten nach dessen Beendigung ebenfalls in die Freizeitgruppe wechseln. Die ambulante psychiatrische (insbesondere neuroleptische) Behandlung wurde projektunabhängig von den vorbehandelnden Institutionen (Poliklinik, Ambulanzen, niedergelassene Psychiater) weitergeführt.

Gruppenzuteilung

Die Patienten wurden nach der Eingangsuntersuchung durch das von der klinischen Studienzentrale unabhängige Zentrum zur Methodischen Betreuung von Therapiestudien (ZMBT) der Universität Heidelberg (Leiter: Prof. Dr. N. Victor) anhand einer balancierten Randomisierung den einzelnen Behandlungsbedingungen zugeteilt: 32 Patienten in PTS, 34 in PTS + KP, 35 in PTS + BB, 33 in PTS + KP + BB und 57 Patienten in die Kontrollbedingung. Die so entstandenen Gruppen waren weitestgehend homogen und unterschieden sich in Bezug auf die einzelnen Balancierungskriterien (Geschlecht, Strauss-Carpenter-Prognose-Score und Compliance) nicht voneinander.

Untersuchungszeitpunkte und Messinstrumente

Die vier Messzeitpunkte lagen vor Beginn, unmittelbar am Ende der ca. 8 Monate dauernden Therapiephase, sowie 12 und 24 Monate nach Therapieende. Messinstrumente waren: ein Anamnese- und Katamnesebogen für schizophrene Patienten, AMDP-psychopathologischer Befund (AMDP-System 1981; Gebhardt et al. 1983), BPRS (Overall und Gorham 1962), SANS (Andreasen 1989), GAS (Endicott et al. 1976), Medikamentenfragebogen inklusive Medikamentencompliance (Fremdrating) und Chlorpomazinäquivalenzssumme gemäß ANI-Studie (Pietzcker, 1985), Krankheitskonzeptskala (Linden et al. 1988), Problemlöse-Instrument (PLI; Lewandowski 1981).

Auswertestrategien und Drop-outs

Für die Hauptfragestellung wurden die Patienten aus allen Therapiegruppen, nachstehend Therapiegesamtgruppe genannt, mit den Patienten aus der Kontrollbedingung in Bezug auf die erste stationäre Wiederaufnahme innerhalb der beiden Katamnesejahre verglichen. Die Nebenfragestellungen bezogen sich u.a. auf die Entwicklung der psychopathologischen Symptomatik, des globalen Funktionsniveaus und kognitiver Konstrukte seitens der Patienten. Für die Auswertung wurden (auch in der Kontrollgruppe) alle die Patienten berücksichtigt, die zumindest an einer Gruppensitzung teilgenommen hatten (sog. „modifizierter" Intention-to-treat-Ansatz).

Drop-outs

2 Jahre nach Therapieende waren von 59 Patienten keine ausreichenden Informationen mehr zu bekommen; es verblieben 132 Patienten, 98 aus der Therapiegesamt- und 34 aus der Kontrollgruppe. Nach 5 Jahren konnten hinsichtlich des Hauptzielkriteriums Rehospitalisierung noch 126 Patienten (91 rsp. 35 Patienten) nachexploriert werden. Die aus der Therapiegesamt- bzw. der Kontrollgruppe ausscheidenden Patienten unterschieden sich in Bezug auf die Randomisierungskriterien nicht voneinander.

Prädiktorvariablen

Theoriegeleitet wurden die Parameter für die kognitiven Leistungen oder Defizite den o.a. Untersuchungsinstrumenten entnommen. Es wurden dabei die Variablen berücksichtigt, die als Maß für die kognitive Leistungsfähigkeit und (meta)kognitive Konstrukte rsp. für Denk- und Aufmerksamkeitsstörungen gelten. Die eigentliche Auswahl der für die nachfolgenden Analysemethoden geeigneten Variablen erfolgte über bivariate und kanonische Korrelationsanalysen. Danach verblieben 4 Variablen aus dem basal-kognitiven Störungsbereich (Denkstörung nach AMDP, Denkstörung nach BPRS, Aufmerksamkeitsstörung nach SANS, d2-Gesamtwert) und 7 Variablen aus dem Bereich Metakognitive Leistungen bzw. Krankheitskonzepte (IQ-Gesamtwert, „Analyse"-Score und „Mittel"-Score im PLI, „Anfälligkeit"-, „Idiosynkratische Annahmen"-, „Schuld"- und „Zufallskontrolle"-Score in der KK-Skala).

Kriteriumsvariablen
Festgelegt als Zielkriterien für den Krankheitsverlauf wurden die Maße Rehospitalisierung, psychopathologischer Befund (AMDP, BPRS, SANS), Krankheitskonzepte (KK-Skala), psychosoziale Adaptation (GAS), Compliance.

Statistische Methoden
Der Mann-Whitney-U-Test wurde bei den vergleichenden Analysen für quantitative Merkmale, der Chi^2-Test für kategoriale Merkmale genutzt. Das Signifikanzniveau wurde auf $p < 0,05$ (zweiseitig) festgelegt. Alle Auswertungen sind explorativer Natur.

Ergebnisse

Rehospitalisierungen

Zwei-Jahres-Katamnese
In beiden Katamnesejahren wurden nur 40,9% aller Patienten (wenigstens einmal) rehospitalisiert, 37,8% (37 von 98) aus der Therapiegesamtgruppe und 50% (17 von 34) aus der Kontrollgruppe. Der Unterschied ist statistisch nicht signifikant ($Chi^2 = 1,566$; df = 1, $p = 0,21$).
Deutlichere Unterschiede ergeben sich dann, wenn man differenziert die einzelnen Behandlungsbedingungen betrachtet. Ein nominell statistisch signifikanter Unterschied ergibt sich beim Vergleich der Kontrollgruppe mit der Gruppe PTS + KP + BB (24% Rehospitalisierungen). Diese Patienten erhielten mit der Kombination von Psychoedukativem Training, kognitiver Psychotherapie und Bezugspersonenberatung die umfangreichste Behandlung.

Fünf-Jahres-Katamnese
Fünf Jahre nach Beendigung der psychoedukativ-psychotherapeutischen Intervention finden sich vergleichbare Rehospitalisierungsraten. Aus der Therapiegesamtgruppe wurden in dieser Zeit 57,1% (52 von 91) und 68,6% (24 von 35) aus der Kontrollgruppe psychiatrisch rehospitalisiert.
In der bifokal kombinierten Therapiegruppe mussten 41,7% (10 von 24) erneut stationär behandelt werden. Im Vergleich zur Kontrollgruppe ergibt sich dabei wiederum ein statistisch signifikanter Unterschied ($Chi^2 = 4,51$; df = 1: $p = 0,034$).

Prädiktorfragestellung

Individuelle Prädiktoren für die 5-Jahres-Effekte
Die 11 beschriebenen Prädiktorvariablen gingen in logistische Regressionsmodelle zu den 11 Kriteriumsvariablen ein. Im folgenden werden die statistischen Angaben zu den verbleibenden Variablen der reduzierten Regressionsmodelle dargestellt (vgl. Tabelle 1).
In logistischen Regressionsanalysen konnten demnach vier Variablen als Prädiktoren für sechs Kriterien von Langzeitverlauf und Outcome schizophrener Erkrankung nach psychoedukativer Therapie bestätigt werden. Auffällig ist, dass unter den Variablen aus dem basal-

Prädiktorvariable	Zielkriterium
Kognitive Leistungen	
Denkstörung (AMDP)	Medikamenten-Compliance (p=0.056) GAS-Gesamt-Score (p=0.002) BPRS-Gesamt-Score (p=0.0023) SANS-Gesamt-Score (p=0.002)
Aufmerksamkeitsdefizit (SANS)	GAS-Gesamt-Score (p=0.014)
Krankheitskonzepte	
Idiosynkrat. Annahmen	Rehospitalisierung (p=0.009) Arztvertrauen (p=0.001)
Zufallskontrolle	Medikamenten-Compliance (p=0.048)

Tabelle 1: Prädiktoren für den langfristigen Verlauf

kognitiven Bereich die Variable Denkstörung (AMDP) am häufigsten, nämlich für insgesamt vier Outcome-Variablen (Medikamenten-Compliance, GAS-Wert, BPRS-Gesamtwert und SANS-Gesamtwert) als Prädiktor ermittelt wurde. Aus dem Komplex der metakognitiven Konstrukte konnte die Ausprägung idiosynkratischer Annahmen als vergleichsweise häufige Prädiktorvariable, nämlich für die Rehospitalisierungsrate und das Arztvertrauen, ermittelt werden. Die Variable Aufmerksamkeitsmangel (SANS) eignet sich als Prädiktor für die soziale Adaptation (GAS-Wert) und die KK-Skala Zufallskontrolle als Prädiktor für Medikamenten-Compliance.

Vergleichende Analysen (Therapie- und Kontrollgruppe)

Patienten, die bei geringen Denkstörungen (nach AMDP) eine psychoedukative Psychotherapie begannen, profitierten langfristig bezüglich ihrer Compliance, ihrer sozialen Anpassung (GAS) und ihrer psychopathologischen Entwicklung gut von der Therapie. Statistisch signifikant sind diese Unterschiede nur bezüglich des GAS-Wertes: 45,5% der Kontrollgruppenteilnehmer erreichten einen hohen GAS-Wert in der Nachbefragung, dagegen 84,6% der Therapieteilnehmer ($Chi^2 = 6,0$; $p = 0,037$). Patienten mit starken Denkstörungen vor Therapiebeginn erreichten dagegen über den 5 Jahreszeitraum keine günstigeren Werte als die Kontrollgruppenteilnehmer.

Teilnehmer mit vor Therapiebeginn gering ausgeprägten idiosynkratischen Annahmen (KK-Skala) erlitten statistisch signifikant weniger Rehospitalisierungen als die Kontrollgruppenteilnehmer (45,7% vs. 90,9%; $Chi^2 = 7,33$; $p = 0,008$). Bei stark ausgeprägten idiosynkratischen Annahmen vor Therapiebeginn erreichten Therapieteilnehmer über 5 Jahre keine günstigeren Werte als Kontrollgruppenteilnehmer.

Die in Therapie- wie Kontrollgruppe hohen Raten guter Compliance nach 5 Jahren zeigten bezüglich der Zufallskontrolle keinerlei statistisch signifikanten Abweichungen voneinander.

Diskussion

Bei Diskussion der Einzelergebnisse der Studie ist zu bedenken, dass im Gegensatz zu den meisten anderen Studien Aussagen über Effekte möglich sind, die sich ausschließlich auf die durchgeführte spezifische Behandlung beziehen. Ein unspezifischer Gruppeneffekt war kontrolliert, weil die Patienten der Kontrollbedingung zusätzlich zur psychiatrischen Standardbehandlung eine aktive, aber unspezifische Behandlung in Form einer Freizeitgruppe erhielten. Mit insgesamt niedrigeren Rehospitalisierungsraten als in anderen Studien musste deshalb gerechnet werden. Das gilt auch deshalb, weil Patienten aus hoch- und niedrig-EE-Familien eingeschlossen wurden, und weil, wie bereits andernorts diskutiert (Hornung et al. 1995), sich die Patienten vorwiegend in einem chronischen Krankheitsstadium befanden. Sodann beschränken sich wegen des gewählten Auswerteansatzes die Aussagen über die Therapieeffekte auf die Wirksamkeit einer Minimalteilnahme an der Behandlung. Erwähnt werden muss jedoch, dass die Patienten aus den Behandlungsbedingungen im Mittel an 50% der Gruppensitzungen teilnahmen, tatsächlich also einen Großteil der Therapieinhalte vermittelt bekamen.

Eine weitere Besonderheit dieser Studie ist außerdem, dass die Katamnese einen Zeitraum umfasst, in dem neben der üblichen ambulanten psychiatrischen Behandlung keine spezifische psychoedukative oder psychotherapeutische Intervention vorgenommen wurde. In den meisten anglo-amerikanischen Untersuchungen beziehen sich die Rezidivraten auf Zeiträume während der jeweils spezifischen psychosozialen Behandlungsmaßnahmen.

Wie schon in der 1-Jahres-Katamnese ist die Rehospitalisierungsrate im 2-Jahres-Zeitraum mit 41% aller Patienten im Vergleich zu anderen Untersuchungen (Bäuml et al. 1996; Bebbington und Kuipers 1994; Buchkremer et al. 1995; Vaughan et al. 1992) sehr niedrig. Sie liegt etwa in dem Bereich, wie sie unter naturalistischen Behandlungsbedingungen bereits für die Dauer von 12 Monaten beschrieben sind (Gmür und Tschopp 1988). Auch in den 5 Jahren nach der Intervention wurden insgesamt nur sehr wenig Patienten psychiatrisch rehospitalisiert. Vermutlich hängt das mit den oben bereits diskutierten Faktoren zusammen. Dabei ist von großer Bedeutung, dass die Patienten aus der so genannten bifokal kombinierten Gruppe (PTS + KOG + BB) über ein und zwei Jahre die weitaus niedrigste Rehospitalisierungsrate aufwiesen. Hierbei lässt sich die durchgängige Tendenz erkennen, dass erst mit dem Einbeziehen der Angehörigen ein deutlicher Effekt auf die Rehospitalisierungsrate zu erzielen ist. Ein nominell statistisch signifikanter Unterschied, der unter Berücksichtigung des multiplen Testens nicht mehr von Bestand ist, ergibt sich jedoch nur zwischen der Gruppe mit bifokal kombinierter Behandlung und der Kontrollgruppe und lediglich über einen längeren Zeitraum (2 und 5 Jahre) hinweg. Entsprechend findet sich eine geringere Anzahl von stationären Wiederaufnahmen auch erst ab dem zweiten Katamnesejahr. Aufgrund der explorativen Auswertung lassen sich aus diesen Befunden, auch in Übereinstimmung mit den Ergebnissen anderer Autoren (Bäuml et al. 1996; Tarrier et al. 1994), mehrere Hypothesen ableiten.

Für eine effiziente Rezidivprophylaxe scheint die Mitwirkung von Patienten und Angehörigen erforderlich zu sein. Auch die Studien zu psychoedukativen Familientherapien bezogen Angehörige und Patienten in die Behandlung mit ein. Sodann haben im Vergleich zur Standardbehandlung Angehörigengruppen allein keinen signifikant überlegenen

rezidivprophylaktischen Effekt (siehe auch Buchkremer et al. 1995; Posner et al. 1992; Vaughan et al. 1992). In dieser Studie führte die psychoedukativ-psychotherapeutische Behandlung schizophrener Patienten ohne Einbezug der Angehörigen im differentiellen Gruppenvergleich nicht zu relevanten Verlaufsverbesserungen. Vermutlich hängt das damit zusammen, dass Krisenbewältigung und ein verbesserter Umgang mit der schizophrenen Psychose allgemein nur dann effektiv wird, wenn Patienten und ihre Angehörigen gleichermaßen geschult und auf das Auftauchen von Krisen vorbereitet wurden.
Sodann scheint für die Patienten eine über dic kürzer dauernde psychoedukative Behandlung hinausreichende Therapie vonnöten zu sein. Ob eine spezifische Wirkung der kognitiv-problemlöseorientierten Gruppentherapie zusätzlich von Bedeutung ist, kann abschließend nicht beantwortet werden, ist jedoch anzunehmen.
Schließlich hat die bifokal kombinierte Gruppentherapie einen rezidivprophylaktischen Effekt, der sich erst mittel- bzw. langfristig nach Abschluss der Behandlung manifestiert. Das ist insofern plausibel, als neue Bewältigungsstile, z.B. im Umgang mit schizophrenen Krisen, erst dann eingesetzt werden können, wenn sich tatsächlich krisenhafte Zuspitzungen ergeben. Damit ist bei chronischen Krankheiten erst innerhalb größerer Zeitspannen zu rechnen. Die Daten von Tarrrier et al. (1994) stehen damit in guter Übereinstimmung.
In Bezug auf die Vorhersage des Therapieerfolgs lässt sich sagen, dass sich kognitive Maße allgemein gut als Prädiktoren für den langfristigen, an gängigen Kriterien gemessenen Therapieerfolg eignen. Patienten der Therapiegruppe, die laut Eingangsuntersuchung nicht oder nur gering an formalen Denkstörungen (AMDP) leiden, erleben einen weit günstigeren Langzeitverlauf als vergleichbar gering eingeschränkte Kontrollgruppenteilnehmer. Stärker ausgeprägte formale Denkstörungen lassen dagegen keinen Therapieerfolg erwarten.
Von insbesondere therapeutischer Relevanz ist, dass sich subjektive Krankheitskonzepte als Prädiktoren für den langfristigen Therapieerfolg eignen. Im Vergleich zur Kontrollgruppe erlitten Patienten mit vor der Therapie starken idiosynkratischen Annahmen (KK-Skala) häufiger Rehospitalisierungen im Katamnesezeitraum, Patienten mit gering ausgeprägten idiosynkratischen Annahmen dagegen signifikant weniger Rehospitalisierungen. Diese Patienten scheinen von der Therapie in besonderem Maße zu profitieren. Die therapeutische Relevanz der Verringerung idiosynkratischer Annahmen sollte demnach gut beachtet werden. Die Medikamentencompliance hingegen spielt diesbezüglich eine geringere Rolle; sie hat nach unseren Befunden keine langfristig prognostische Bedeutung.
Eine gute Medikamenten-Compliance lässt sich mit Hilfe der KK-Skala „Zufallskontrolle“ tendenziell gut vorhersagen. Patienten, die sich mehr dem Zufall unterworfen erlebten, zeigten fünf Jahre nach Therapieabschluss in größerer Zahl eine gute Compliance als Patienten, die den Zufallseinfluss eher ausschlossen. Die eher fatalistische Ausprägung des Krankheitskonzeptes „Zufallskontrolle“, der zufolge psychische Krankheit ein durch Zufall oder Schicksal gesteuerter Vorgang sei (Linden et al. 1988), lässt eine erhöhte Bereitschaft zu konsequenter Medikamenteneinnahme zunächst nicht erwarten. So ließ sich in der Eichstichprobe von Linden auch keine Korrelation zwischen dieser Subskala und der Compliance finden (Linden et al. 1988). Die Ausprägung idiosynkratischer Annahmen muss

hier allerdings als Mediatorvariable der Beziehung von Zufallskontrolle und Compliance gelten, wie andernorts gezeigt wurde (Feldmann et al. 2000).
Insgesamt lässt sich ableiten, dass (insbesondere bifokale) psychoedukativ-psychotherapeutische Strategien in der ambulanten Rückfallprophylaxe schizophrener Patienten mittel- und langfristig wirksam sind. Therapeutisch inhaltlich muss man sich dabei besonders intensiv mit den Krankheitskonzepten der Patienten befassen. Die im Therapieprogramm angebotenen psychiatrischen Krankheitsmodelle sollten demnach so plausibel und eingängig vermittelt werden, dass sie vom Patienten akzeptiert werden und er zu ihren Gunsten auf seine dysfunktionalen Konzepte verzichten kann. Zugleich muss die Therapie dem Patienten also erfolgreich vermitteln können, dass seine Erkrankung kein unabwendbares Schicksal ist. Die schizophrene Erkrankung sollte für den Patienten zu einem verstehbaren, aber auch veränderbaren Teil der eigenen Lebensgeschichte werden.

Literatur

American Psychiatric Association: Diagnostic and Statistical Manual of Mental Disorders, 3rd Edition, Revised. American Psychiatric Association, Washington DC 1987. Deutsch: Wittchen G, Sass H, Koehler K, Zaudig N (1988) Diagnostisches und statistisches Manual psychischer Störungen (DSM III R) Weinheim, Basel: Beltz

Andreasen NC (1989) Scale for the assessment of negative symptoms (SANS). British Journal of Psychiatry, 155: 53-58

Arbeitsgemeinschaft für Methodik und Dokumentation in der Psychiatrie (1981) Das AMDP-System. Manual zur Dokumentation psychiatrischer Befund. Berlin, Heidelberg, New York: Springer, 4. Aufl.

Bäuml J, Kissling W, Buttner P, Pitschel-Walz G, Boerner R, Engel R, Welschehold M, Bender W (1996) Psychoedukative Gruppen bei schizophrenen Psychosen: Gemeinsamkeiten und spezifische Unterschiede zwischen Patienten- und Angehörigengruppen. In: Olbrich R, Bohrer E (Hrsg.) Abstractband. VI. Symposium Angehörigenarbeit in der Psychiatrie. Mannheim

Bebbington P, Kuipers L (1994) The predictive utility of expressed emotion in schizophrenia: an aggregate analysis. Psychological Medecine, 24: 707-718

Buchkremer G, Fiedler P (1987) Kognitive versus handlungsorientierte Therapie. Vergleich zweier psychotherapeutischer Methoden zur Rezidivprophylaxe bei schizophrenen Patienten. Nervenarzt, 58: 481-488

Buchkremer G, Schulze Mönking H, Holle R, Hornung WP (1995) The impact of therapeutic relatives' groups on the course of illness of schizophrenic patients. European Psychiatry, 10: 17-27

Buchkremer G, Klingberg S, Holle R, Schulze Mönking H, Hornung WP (1997) Psychoeducational psychotherapy with schizophrenic patients and their key-persons - Results of a two-year follow-up. Acta Psychiatrica Scandinavica, 96: 483-491

Dixon LB, Adams C, Lucksted A (2000) Update on family psychoeducation for schizophrenia. Schizophrenia Bulletin, 26: 5-20

D'Zurilla TJ, Goldfried MR (1971) Problem solving and behaviour modification. Journal of Abnormal Psychology, 78: 107-126

Endicott J, Spitzer RL, Fleiss JL, Cohen J (1976) The Global Assessment Scale. A procedure for measuring overall severity of psychiatric disturbance. Archives of General Psychiatry, 33: 766-771

Falloon IRH, Boyd JL, McGill CW, Williamson M, Razani J, Moss HB, Gilderman AM, Simpson GM (1985) Family management in the prevention of morbidity of schizophrenia: Clinical outcome of a two-year longitudinal study. Archives of General Psychiatry, 42: 887-896

Feldmann R, Buchkremer G, Hornung (2000) Weiteres Procedere: Prognostische und therapeutische Relevanz kognitiver Ressourcen für den Langzeitverlauf schizophrener Erkrankung nach psychoedukativ-psychotherapeutischer Behandlung. Fortschritte der Neurologie und Psychiatrie, 68:54-60

Gebhardt R, Pietzcker A, Strauss A, Stöckel M, Langer C, Freudenthal K (1983) Skalenbildung im AMDP-System. Archiv für Psychiatrie und Nervenkrankheiten, 233: 357-372

Gmür M, Tschopp A (1988) Die Behandlungskontinuität bei schizophrenen Patienten in der Ambulanz. Eine Fünfjahresnachuntersuchung. Nervenarzt, 59: 727-730

Hogarty GE, Anderson CM, Reiss DJ, Kornblith SJ, Greenwald DP, Ulrich MS, Carter M, The EPICS Research Group (1991) Family psychoeducation, social skills training, and maintenance chemotherapy in the aftercare treatment of schizophrenia. II. Two-year effects of a controlled study on relapse and adjustment. Archives of General Psychiatry, 48: 340-347

Hornung WP, Buchkremer G, Holle R, Schulze Mönking H, Klingberg S (1995) Psychoedukativ-psychotherapeutische Behandlung von schizophrenen Patienten und ihren Bezugspersonen - Ergebnisse einer Ein-Jahres-Katamnese. Nervenarzt, 66: 828-834

Kieserg A, Hornung WP (1996) Psychoedukatives Training für schizophrene Patienten (PTS). Ein verhaltenstherapeutisches Behandlungsprogramm zur Rezidivprophylaxe. 2. überarbeitete und erweiterte Auflage. Tübingen: DGVT-Verlag

Klingberg S (1993) Laienhilfe für ambulante chronisch schizophrene Patienten. Erfahrungen und Ergebnisse. In Mundt Ch, Kick H, Fiedler P (Hrsg.) Angehörigenarbeit und psychosoziale Intervention in der Psychiatrie. Methodische Grundlagen, Therapie, Rehabilitation. Regensburg: Roderer

Leff J, Kuipers L, Berkowitz R, Sturgeon D (1985) A controlled trial of social intervention in the families of schizophrenic patients: Two year follow-up. British Journal of Psychiatry, 146: 594-600

Lewandowski L (1981) Problemlösen und Schizophrenie - Entwicklung eines Instruments zur Erfassung von Aspekten des Problemlösens bei schizophrenen Patienten (PLI). Diplomarbeit des Psycholog. Institut der WWU Münster

Lewandowski L, Buchkremer G (1988) Therapeutische Gruppenarbeit mit Angehörigen schizophrener Patienten-Ergebnisse zweijähriger Verlaufsuntersuchungen. Klinische Psychologie, 17: 210-222

Linden M, Nather J, Wilms HU (1988) Zur Definition, Bedeutung und Messung der Krankheitskonzepte von Patienten. Die Krankheitskonzeptskala (KK-Skala) für schizophrene Patienten. Fortschritte der Neurologie und Psychiatrie, 56: 35-43

Overall JE, Gorham DR (1962) The Brief Psychiatric Rating Scale. Psychological Reports, 10: 799-812

Pietzcker A (1985) Eine deutsche multizentrische Studie zur ambulanten Langzeitbehandlung schizophrener Patienten („ANI"-Studie). Pharmacopsychiatry, 18: 333-338

Pitschel-Walz G, Leucht St, Bäuml J, Kissling W, Engel RR (2001) The effect of family interventions on relapse and rehospitalization in schizophrenia - A meta-analysis. Schizophrenia Bulletin, 27: 73-92

Posner CM, Wilson KG, Kral MJ, Lander S, McIlwraith RD (1992) Family psychoeducational support groups in schizophrenia. American Journal of Orthopsychiatry, 62: 206-218

Schulze Mönking H (1994) Self-help groups for families of schizophrenic patients: Formation, development and therapeutic impact. Social Psychiatry and Psychiatric Epidemiology, 29: 149-154

Strauss JS, Kokes R, Klerman J, Sacksteder (1977) Premorbid adjustment in schizophrenia: Concepts, measures, and implications. Schizophrenia Bulletin, 3: 182-244

Tarrier N, Barrowclough C, Porceddu K, Fitzpatrick E (1994) The Salford family intervention project: Relapse rates for schizophrenia at five and eight years. British Journal of Psychiatry, 165: 829-883

Tarrier N, Barrowclough C, Vaughn CE, Bamrah JS, Porceddu K, Watts S, Freeman HL (1989) Community management of schizophrenia: A two-year follow-up of a behavioral intervention with families. British Journal of Psychiatry, 154: 625-628

Vaughan K, Doyle M, McConaghy N, Blaszczynski A, Fox A, Tarrier N (1992) The Sydney intervention trial: A controlled trial of relatives' counselling to reduce schizophrenic relapse. Social Psychiatry and Psychiatric Epidemiology, 27: 16-21

Handlungskontrolle in der kognitiven Psychotherapie bei Schizophrenie

M. Lasar, F. Goldbeck, A. Baank

Einleitung

Der Verlauf und die Ursachen schizophrener Psychosen sind uneinheitlich und lassen sich nur mit wenigen Prädiktoren eingeschränkt vorhersagen (Häfner 1998, Häfner et al. 1998, Klosterkötter 1998, Riecher-Rössler et al. 1995).

Die prämorbide Krankheitsphase, die psychotische Phase und auch die postschizophrene Phase unterliegen mit gegenwärtigem wissenschaftlichen Kenntnisstand unterschiedlichen Einflüssen, die den späteren Krankheitsverlauf in verschiedene Richtungen verändern können. Bei diesen Einflüssen handelt es sich um biologische, psychologische oder psychosoziale Faktoren, deren Bedeutung für die Psychopathologie und therapeutische Ansätze bei schizophrener Erkrankung im Folgenden diskutiert wird.

Kognitive Einflüsse

Erstmalig waren es Zubin und Spring (1977), die in ihrem Vulnerabilitäts-Modell eine Beziehung zwischen individueller Verletzlichkeit im Sinne einer Bereitschaft, psychotisch zu erkranken und tatsächlichem Krankheitsausbruch beschrieben. Später stellten Nuechterlein und Dawson (1984) die Zusammenhänge zwischen Vulnerabilitätsursachen und protektiven Faktoren bei Schizophrenie genauer dar. Sie beschrieben sowohl biologische als auch psychosoziale Faktoren, die die Erkrankung beeinflussen.

In diesem Kontext erhielt das Thema „Kognition - Kognitive Störungen" eine besondere Aufmerksamkeit, da sich kognitive Vorgänge in vielfältiger Art und Weise bei Schizophrenen in unterschiedlichen Krankheits- und Verlaufsstadien auch neuropsychologisch nachweisen lassen (Bell 1991, Gold & Weinberger 1995, Hartwich 1983, Plaum 1975, Sharma & Harvey 2000, Süllwold 1977). Besonders deutlich wurden hierbei Störungen der Informationsaufnahme und -verarbeitung bei Schizophrenen. Sie führen dazu, dass das Erkennen, die Identifikation und Interpretation von internen und externen Reizen und deren Speicherung ebenso wie ihre Be- und Auswertung beeinträchtigt sind. Die Störung von Bewertungsprozessen gerade neuer (Reiz-) Informationen bei Schizophrenie bezieht sich sowohl auf deduktive als auch analoge Schlussfolgerungen (Hodel et al. 1991).

Die prominenten schizophrenen Psychopathologiesymptome - Wahn oder Halluzination - werden mit bisherigem Verständnis von einigen Autoren als Folge ihnen zu Grunde liegender kognitiver Basisstörungen (z. B. Störungen der Informationsverarbeitung) aufgefasst (Klosterkötter 1992).

Hierbei unterscheidet Klosterkötter (1988) im Weiteren ein prozesshaftes Geschehen, das sich in einer a) Irritationsphase als Selbstwahrnehmung gestörter kognitiver Prozesse durch Erkrankte darstellt. Sie sind im Folgenden verunsichert, irritiert. Im nächsten Schritt,

b) der Externalisierungsphase, kommt es im Rahmen einer so bezeichneten „regressiven Amalgamierung" zu einem Anpassungsvorgang an die gestörte Informationsverarbeitung und -aufnahme. Dabei werden die selbst festgestellten defizitären Wahrnehmungen und damit verbundene emotionale Erlebnisse in einen „Außenraum“ projiziert. Schließlich erhalten c) in der Konkretisierungsphase diese subjektiv erlebten Wahrnehmungsänderungen eine abnorme Bedeutung.
Studienergebnisse über den Zusammenhang zwischen Externalisierungsprozessen und der Psychopathologie bei schizophrenen Patienten liegen vor (Lasar 1998, Lasar & Loose 1994). Kognitive Störungen beeinflussen jedoch nicht nur die produktiv-psychotische Symptomatik. Ganz wesentlich entwickeln sich durch Kognitionsstörungen vielfältige Probleme bei Betroffenen auch im Bereich psychosozialer Kompetenzen (Mueser 2000).
Sie verhindern die Aufrechterhaltung oder den Wiedererwerb von sozialen Fertigkeiten ebenso wie die effektive Nutzung vorhandener sozialer Unterstützung (Roder et al. 1997). Mit diesem Wissen ist die Frage, ob es gelingt, derartige Defizite von Schizophrenen in der Therapieplanung entsprechend zu berücksichtigen, für den therapeutischen Prozess von entscheidender Bedeutung (Hartwich 1999, Philips & David 2000, Süllwold & Herrlich 1995, Roder et al. 1997, Volz et al. 2000).

Motivationspsychologische und kognitionspsychologische Aspekte

In der Schizophrenieforschung sind in zurück liegender Zeit ebenso die aus der Motivations- und Kognitionspsychologie bekannten kognitiven Vorgänge von besonderem Interesse, die einen direkten Bezug zu handlungsrelevanten Denkvorgängen haben (Lasar & Ribbert 1999a). Relevant hierbei sind die so bezeichneten exekutiven kognitiven Funktionen, die u.a. motivationale Prozesse, planvolles Handeln und Selbststeuerung repräsentieren.
Kuhl und Mitarbeiter beschreiben handlungsrelevante exekutive kognitive Mechanismen zur Erreichung eines angestrebten Handlungszieles (Kuhl 1992, Kuhl & Beckmann 1994). Sie sind als handlungsleitende Denkprozesse aufzufassen und werden Handlungskontrollmechanismen genannt. Zwei Arten kognitiver Denkvorgänge sind zu unterscheiden:
Als handlungsorientiert werden kognitive Einstellungen bezeichnet, die geeignet sind, dass Erreichen eines ausgewählten Zieles günstig zu beeinflussen. In einem kognitiven Zustand von Handlungsorientierung sind
- der Ausgangspunkt der Handlung,
- das zu erreichende Ziel,
- die notwendigen Handlungsschritte hin zum Ziel und
- das Wissen um den tatsächlichen Unterschied zwischen Ausgangs- und Zielpunkt der Handlung

in einem ausgewogenen Verhältnis kognitiv repräsentiert und somit als vorteilhaft für die vorgenommene Zielerreichung einzustufen.
Lageorientierung dagegen schränkt eine günstige Zielerreichung möglicherweise ein. In diesem kognitiven Zustand werden nicht alle der vier oben genannten Punkte ausgewogen

berücksichtigt. Es kommt vielmehr dazu, dass der ein Ziel anstrebende Mensch eher in einem oder wenigen Handlungsschritten verharrt. Beispielhaft denkt jemand in solchen Fällen an sein angestrebtes Ziel ohne Vorstellungen über die hierzu notwendigen Handlungsschritte zu entwickeln. Anzumerken ist, dass eine Lageorientierung nicht durchweg „negativ“ zu sehen ist; vielmehr kann sie eine „durchdachte Planung“ im Vorfeld der später einsetzenden Handlung sein und als Fähigkeit der „durchdachten Selbststeuerung“ auch Vorteile in sich bergen.

Fragestellungen

Psychologische Untersuchungen wiesen die Bedeutung der Handlungskontrollmechanismen in ihren Anfängen zunächst bei gesunden Probanden nach (Kuhl & Beckmann 1994). Rasch wurde deutlich, dass spezifische handlungsbezogene Kognitionen mit psychopathologischen Befunden oder Störungen von Krankheitswert verbunden waren. Kuhl und Kazen (1994) wiesen den Zusammenhang zwischen Lageorientierung und depressiver Symptomatik nach, während Hartung (1990) Handlungsorientierung versus Lageorientierung im Rahmen der Psychopathologie und Therapie von Angsterkrankungen untersuchte (Grawe et al. 1994).

Es lag nahe, im Wissen um die Bedeutung kognitiver Prozesse bei der schizophrenen Erkrankung kognitive Denkmuster im Sinne von Handlungskontrollmechanismen bei dieser Patientenpopulation zu explorieren. Hierzu diente eine erste Untersuchung mit 50 ambulanten und 50 stationären schizophrenen Probanden. Als Ergebnis zeigte sich, dass Befunde zu exekutiven Kognitionen erhoben werden konnten, die sich teilweise von den zuvor von anderen Arbeitsgruppen untersuchten Patienten mit differenten Erkrankungen unterschieden. Als zusätzlicher Befund stellte sich dar, dass Handlungskontrollmechanismen mit spezifischen psychopathologischen Symptomen bei Schizophrenen verbunden waren. So ergab sich in der ambulanten Patientengruppe, dass eine zunehmende „Depressive Symptomatik“ der Patienten mit einer abnehmenden Handlungsorientiertheit in Planungs- und Entscheidungszusammenhänge (beta = - 0,210, T-Wert = - 2,647) und bei erfolgreicher Tätigkeitsausführung zu beobachten war (beta = - 0,356, T-Wert = - 2,197); der letztgenannte Zusammenhang ließ sich ebenso in der Gesamtgruppe der Erkrankten nachweisen (ambulante und stationäre Patienten, beta = - 0,324, T-Wert = - 2,379, Lasar 1998).

Das Ziel der nun folgenden Studie war es zu überprüfen, ob sich die bisherigen Ergebnisse bei einer weiteren Untersuchungsgruppe von schizophrenen Patienten reproduzieren ließen. Da in der Erstuntersuchung die Bedeutung psychopathologischer Parameter ersichtlich geworden war, sollte diesem Aspekt eine detaillierte Erfassung zukommen. In der Voruntersuchung war die eher allgemein gehaltene IMPS-Skala (Hiller et al. 1996) angewendet worden; in der gegenwärtigen Studie kamen die schizophreniebezogene PANSS-Skala (Kay et al. 1988a) und das depressionsspezifische BDI zum Einsatz (Hautzinger et al. 1994).

Es wurde erwartet, dass sich zur Verteilung und Ausprägung von exekutiven Kognitionen am Beispiel der Handlungskontrollmechanismen vergleichbare Befunde erheben ließen. Weiterhin sollten spezifischere Psychopathologiebefunde zur Depressivität, ein möglicher Zusammenhang zwischen der Depressivität und der Minussymptomatik, gekoppelt an eine lageorientierte kognitive Einstellung, aufgezeigt werden. Plussymptomatik und eine hierin eingehende Paranoidität stellten sich möglicherweise in dysfunktionalen kognitiven Einstellungen zu Handlungsorientierungen dar.

Methode

Stichprobenbeschreibung

60 nach ICD-10 (Dilling et al. 1999) unter einer Psychose aus dem schizophrenen Formenkreis Erkrankte wurden bei Aufnahme auf einer postakuten Station untersucht. Alle Patienten wurden zum Zeitpunkt der Befragung mit Neuroleptika behandelt. Insgesamt waren 45 Probanden männlich, 15 waren Frauen. Das durchschnittliche Alter der Teilnehmer zum Befragungszeitpunkt betrug 32,03 Jahre (Minimum 18, Maximum 51 Jahre). Bei der Ersterkrankung waren die Patienten im Mittel 25,93 Jahre alt (Minimum 14, Maximum 48 Jahre). Dementsprechend betrug die Erkrankungsdauer durchschnittlich 6,87 Jahre (Minimum 1, Maximum 30 Jahre). Durchschnittlich wurde die Patientengruppe einschließlich der aktuellen Therapie 4,33 mal stationär behandelt (Minimum 1, Maximum 22 stationäre Aufenthalte). Die aktuelle stationäre Behandlungsdauer betrug im Mittel 6,7 Wochen (Minimum 1, Maximum 36 Wochen).

In Bezug auf die diagnostische Einteilung nach ICD-10 ergab sich folgende Verlaufsverteilung: 45 Patienten (75,0%) litten an der paranoiden Form, 12 Patienten (20,0%) an einer Hebephrenie, jeweils 1 Patient (1,7%) litt an einer katatonen oder undifferenzierten Form bzw. an einer Schizophrenia simplex.

Messinstrumente

Bei der „Positive and Negative Syndrom Scale (PANSS)" (Kay et al. 1988a) handelt es sich um eine Fremdbeurteilungsskala, welche schizophrenietypische Symptome erfasst. Sie ist durch viele internationale und nationale Studien validiert und erprobt. Beurteilt wird im Rahmen eines ca. 50 Minuten dauernden semistrukturierten Interviews sowohl die schizophrene Plus- und Minus-Symptomatik, als auch eine allgemeine Psychopathologie. Die Plus- und die Minus-Skala (PANSS-P bzw. PANSS-M) bestehen aus insgesamt 7 Items, denen wiederum eine Bewertungsskala von 1 bis 7 zugrunde gelegt wird (1 = nicht vorhanden, 7 = extrem). Entsprechend ist die Skala der allgemeinen Psychopathologie (PANSS-Al) strukturiert, welche insgesamt 16 Items umfasst. Die PANSS besteht also aus 30 unterschiedlichen Items. Die Rohwerte der PANSS-Subskalen lassen sich einer entsprechenden Rangzahl zuordnen, entsprechend der 50% Perzentile finden sich folgende Werte: PANSS-P: 19, PANSS-M: 21, PANSS-Al: 38.

Das Beck-Depressions-Inventar (BDI), das von einer Arbeitsgruppe um Hautzinger (1994) in einer deutschen Version vorgelegt wurde, gehört zu den am häufigsten wissenschaftlich eingesetzten Depressionsmaßen. Den Probanden wird ein Selbstbeurteilungsbogen depressiver Symptomatik vorgelegt, der insgesamt 21 Items enthält, welche nochmals durch vier Aussagen zunehmender Ausprägung in ihrem Schweregrad gesteigert werden. Auch für diesen Psychopathologiefragebogen trifft zu, dass sowohl Reliabilität als auch Validität den Anforderungen wissenschaftlicher Arbeit entsprechen. Allgemein gilt, dass Werte zwischen 11 und 17 Punkte auf eine milde bis mäßig ausgeprägte depressive Symptomatik hinweisen, Werte über 18 gelten als klinisch relevant. Der Mittelwert bei depressiven Patienten liegt bei 23,7 Punkten mit einer Standardabweichung von 9,8. Dabei ist allerdings zu beachten, dass es sich hierbei um eine spezifisch depressive Patientenpopulation handelt.

Zur Erfassung der handlungsleitenden Kognitionen wurde der HAKEMP 90 benutzt, der anhand von 36 Items die handlungsleitende Kognitionen im Sinne von Kuhl (1990) untersucht. Dabei unterscheidet man Handlungskontrollmechanismen in Planungs- und Entscheidungsprozessen (12 Items, HOP), bei der erfolgreichen Ausführung von Tätigkeit (12 Items, HOT) und im Zusammenhang nach Misserfolgserfahrungen (12 Items, HOM). Es handelt sich auch hierbei um einen Selbstbeurteilungsbogen, bei dem der Proband zwischen zwei Antwortalternativen unterscheiden muss, wobei diese jeweils nach einem Auflösungsschlüssel einer Handlungs- bzw. Lageorientierung zugeordnet werden. Insgesamt können so 12 Punkte pro Subskala erreicht werden, wobei der Median bei 6 liegt. Darunter liegende Werte entsprechen einer lageorientierten kognitiven Einstellung, Werte darüber weisen auf eine Handlungsorientierung hin.

Ergebnisse

Darstellung der Häufigkeitsverteilungen

Begonnen wird mit der Darstellung der Ergebnisse, welche mit Hilfe des HAKEMP 90 zur Handlungskontrolle erhoben wurden. Entsprechend der o.a. Auswertung erfolgt die Darstellung für die Bereiche der Handlungskontrolle nach Misserfolgserfahrung (HOM), in Planungs- und Entscheidungsprozessen (HOP), sowie bei Ausführung von Tätigkeiten (HOT). Da bisher zum HAKEMP 90 noch keine T-Werte vorliegen, kann leider kein Vergleich mit der Grundgesamtheit erfolgen. Im Vergleich zu einer Voruntersuchung von Lasar (1998) für schizophrene Patienten findet sich jedoch eine ähnliche Häufigkeitsverteilung mit eher lageorientierten Ergebnissen bei Misserfolgserfahrung (HOM, M = 5,39) und in Planungs- und Entscheidungsprozessen (HOP, M = 5,70) sowie einer Handlungsorientierung bei erfolgreich ausgeführten Tätigkeiten (HOT, M = 7,59).

	M	**s**	**Min**	**Max**
HOM	5,48	2,61	1	11
HOP	5,47	3,08	0	12
HOT	8,3	2,17	3	12

Tabelle 1: Mittelwert (M), Standardabweichung (s), Minimum (Min) und Maximum (Max) der Rohwerte in den Subskalen des HAKEMP 90

Die Ergebnisse der vorliegende Studie bezüglich der Einschätzung der Psychopathologie (PANSS-P, Minus-Skala = PANSS-M und allgemeine Psychopathologie = PANSS- Al) mit Hilfe der PANSS von Kay et al. (1988a) werden in Tabelle 2 dargestellt. Diese Werte liegen in einem mittleren Bereich der Psychopathologie schizophren erkrankter Menschen (Kay et al. 1988b).

	M	s	Min	Max
BDI-Wert	12,4	10,06	0	36
PANSS-Al	45,63	8,47	23	70
PANSS-P	17,41	5,6	7	37
PANSS-M	22,02	5,14	9	38

Tabelle 2: Mittelwert (M), Standardabweichung (s), Minimum (Min) und Maximum (Max) der Rohwerte in den Psychopathologieskalen BDI und PANSS

Die Ergebnisse des BDI liegen zwar deutlich unter den Erwartungswerten von depressiven Probanden (M = 23,7), jedoch nur knapp über der einfachen Standardabweichung (s = 9,8) und innerhalb eines Bereiches, der einer milden bis mäßigen depressiven Symptomatik entspricht (Hautzinger et al. 1994).

Korrelation

Die Korrelation der Ergebnisse erfolgte nach der Methode von Pearson. Es wurde untersucht, ob die kognitiven Einstellungen zur Handlungsorientierung, welche mit dem HAKEMP 90 (HOP, HOT, HOM) gemessen wurden, in Beziehung stehen zu der Psychopathologie, welche mit der PANSS und dem BDI erhoben wurden.

Hierbei zeigt sich ein signifikanter Zusammenhang zwischen einer handlungsorientierten kognitiven Einstellung nach Misserfolgserfahrungen (HOM) und einer positiven schizophrenen Symptomatik (PANSS-P; Pearson = 0,320*). Ebenso zeigt sich bezüglich den Ergebnissen dieser Subskala der PANSS und einer Handlungsorientierung in Planungs- und Entscheidungsprozessen ein positiver Zusammenhang (HOP; Pearson = 0,282*). Diese (HOP) korreliert darüber hinaus mit der Subskala der PANSS, welche eine schizophrene Negativsymptomatik erfasst (PANSS-M; Pearson: 0,326*). Dies bedeutet, dass je handlungsorientierter sich der Proband in Planungs- und Entscheidungssituation erlebte, desto ausgeprägter sich die Minus-Symptomatik des Betroffenen darstellen ließ.

Bezüglich der depressiven Symptomatik, welche mit dem BDI erhoben wurde, ergab sich ein signifikanter negativer Zusammenhang zu einer Handlungsorientierung in Planungs- und Entscheidungsprozessen (HOP; Pearson = - 0,320*) sowie zu einer handlungsorientierten Einstellung nach Misserfolgserfahrungen (HOM, Pearson = - 0,380*). Je lageorientierter sich der Betroffene in diesen beiden Subskalen des HAKEMP empfand, desto ausgeprägter war die depressive Symptomatik des Probanden.

Schrittweise Multiple Regression

Durch Anwendung der schrittweisen Multiplen Regression wird im Nachfolgenden die Vorhersagbarkeit der interessierenden psychopathologischen Dimensionen, also die abhängigen Variabeln, durch eine Prädiktorvariabel, im vorliegenden Fall die Unterskalen des HAKEMP 90, überprüft. Die so gewonnenen Ergebnisse werden in Tabelle 4 dargestellt.

Die depressive Symptomatik, gemessen mit dem BDI, lässt sich demnach durch eine Lageorientierung nach Misserfolgserfahrungen (HOM) zu über 1/3 vorhersagen (beta = - 0,380,

		HOM	HOP	HOT
PANSS-Al	**Pearson**	0,127	0,219	0,040
	Signifikanz	0,336	0,096	0,763
PANSS-P	**Pearson**	0,320*	0,282*	-0,047
	Signifikanz	0,013	0,030	0,722
PANSS-M	**Pearson**	0,152	0,326*	0,012
	Signifikanz	0,152	0,012	0,929
BDI-Wert	**Pearson**	- 0,380**	- 0,320*	- 0,141
	Signifikanz	0,003	0,013	0,282

Tabelle 3: Korrelation der Handlungskontrollmodi (HOM, HOP, HOT) des HAKEMP 90 mit den Subskalen der Psychopathologieskalen PANSS und BDI

p = 0,003). Diese kognitive Einstellung kann auch zur Erklärung der Varianz in der Analyse der Ergebnisse der PANSS bezüglich der Plus-Skala herangezogen werden. Allerdings findet sich hier eine positive Beziehung zwischen HOM und PANSS-P (beta = 0,320, p = 0,003). Demgegenüber wurden die Subskala HOP des HAKEMP 90, also die Handlungsorientierung in Planungs- und Entscheidungsprozessen, in beiden Fällen ausgeschlossen.

Ebenfalls findet sich ein positiver Vorhersagewert bezüglich der Handlungsorientierung in Planungs- und Entscheidungsprozessen (HOP) und der Minus-Symptomatik (PANSS-M, beta = 0,326, p = 0,003), wobei nun die Subskala HOM des HAKEMP 90, Handlungsorientierung nach Misserfolgserfahrungen, ausgeschlossen werden kann.

Abhängige Variabel	Prädiktorvariabel	Beta	T- Wert	p
BDI- Wert	**HOM**	-0,380	-3,132	0,003
PANSS- P	**HOM**	0,320	2,551	0,003
PANSS- M	**HOP**	0,326	2,603	0,003

Tabelle 4: Schrittweise Multiple Regression. Bericht signifikanter Prädiktoren bezüglich des BDI-Wertes (abhängige Variabel) Subskalen des HAKEMP 90

Diskussion und Ausblick

Die vorliegende Untersuchung, die sich mit kognitiven Einstellungen zu Handlungsprozessen bei schizophrener Krankheit auseinandergesetzt hat, versuchte eine Beziehung zwischen Handlungskontrollmechanismen nach Kuhl und psychopathologischen Befunden bei Schizophrenen nachzuweisen. Erste Ergebnisse von Lasar wiesen auf einen derartigen Zusammenhang hin, jedoch wurden diese noch nicht durch Verwendung spezifischerer Untersuchungstechniken verifiziert.

Im Zusammenhang mit neueren Therapieverfahren sind Kenntnisse über kognitive Prozesse bei Schizophrenen wünschenswert, um diese bei der Therapieplanung, insbesondere psychotherapeutisch orientierter Maßnahmen, entsprechend zu berücksichtigen. Dies umso dringlicher, da viele dieser Programme, insbesondere zur Psychoedukation, Symptomfrüherkennung oder Krankheitsbewältigung, die aktive Mitarbeit der Betroffenen voraussetzen.

Es wurden bei Aufnahme auf einer postakuten Weiterbehandlungsstation insgesamt 60 schizophrene Patienten zu kognitiven Einstellungen und depressiver Symptomatik befragt und mit Hilfe der PANSS untersucht.

Bei der Durchschau der Häufigkeitsverteilungen fallen als erstes relativ hohe Ergebnisse im BDI mit einen Mittelwert von 12,4 auf, also entsprechend einem Bereich, der nach Hautzinger et al. (1994) auf eine milde bis mäßig ausgeprägte depressive Symptomatik hinweist. Diese depressive Symptomatik korrelierte mit lageorientierten kognitiven Einstellungen in Planungs- und Entscheidungsprozessen (HOP) und nach Misserfolgserfahrung (HOM). Dieser Zusammenhang zwischen den mit Hilfe des BDI erhobenen Befunde und einer Lageorientierung nach Misserfolgen (HOP) war so deutlich, dass sich in der hier vorgestellten Patientenpopulation die selbstempfundene depressive Symptomatik fast zu einem Drittel durch den genannten Handlungskontrollmodus vorhersagen ließ.

Die Häufigkeitsverteilung der Ergebnisse der Psychopathologie, welche mit Hilfe der PANSS erhoben wurde, entsprach Werten, die bei einer stationäre Behandlungsgruppe Schizophrener zu erwarten waren. Es ließen sich hier signifikante Zusammenhänge zwischen schizophrener Symptomatik und der Ausrichtung in bestimmten Handlungskontrollmodi nachweisen. So steht in der vorliegenden Untersuchung eine positive Symptomatik der Patienten in Zusammenhang mit einer Handlungsorientierung in Planungs- und Entscheidungsprozessen (HOP) und nach Misserfolgserfahrungen (HOM). Letztere kognitive Einstellung ist entsprechend den vorliegenden Ergebnissen, die durch nach der Durchführung der schrittweisen Multiple Regression erhalten wurden, in der Lage, die Varianz der schizophrenen Plus-Symptomatik (PANSS-P) ebenfalls zu etwa 1/3 zu erklären.

Eine schizophrene Minus-Symptomatik (PANSS-M) korrelierte mit einem handlungsorientierten Kontrollmechanismus in Planungs- und Entscheidungsprozessen (HOP). Dieser Zusammenhang war so ausgeprägt, dass sich diese Symptomatik in der untersuchten Patientengruppe zu 1/3 aus der kognitiven Handlungsorientierung in Planungs- und Entscheidungsprozessen vorhersagen ließ.

Die hier vorgestellten Ergebnisse bestätigen in eindrucksvoller Weise frühere Befunde über den Zusammenhang kognitiver Einstellungen und psychischer Symptomatik. Nicht nur, dass der bereits wiederholt beschriebene Zusammenhang zwischen einer Lageorientierung als vorherrschendem Handlungskontrollmodus (Kuhl, 1992, Kuhl & Beckmann 1994, Lasar & Ribbert 1999b) und depressiver Symptomatik dargestellt werden konnte, es konnte dieser Zusammenhang nun darüber hinaus bei der untersuchten schizophren Patientengruppe mit Hilfe eines schizophreniespezifischen Psychopathologie-Bogens nachgewiesen werden. Besonders hervorzuheben ist der enge Zusammenhang zwischen einer Handlungsorientierung in den Skalen nach Misserfolgserfahrung (HOM) und in Planungs- und Entscheidungsprozessen (HOP) des HAKEMP 90 mit den Werten der Plus-Skala der PANSS (PANSS-P). Ähnliche Ergebnisse bezüglich der letztgenannten kognitiven Einstellung

fanden sich bisher nur im Zusammenhang mit einer manischen Symptomatik, die durch Anwendung der IMPS-Skala erhoben wurde (Lasar 1998).
Überraschend stellte sich darüber hinaus eine starke Beziehung zwischen einer handlungsorientierten kognitiven Einstellung in Planungs- und Entscheidungsprozessen (HOP) und einer Minus-Symptomatik (PANSS-M) in der untersuchten stationären Patientenpopulation dar. Es zeigt sich, dass hier offenbar dysfunktionale kognitive Einstellungen vorliegen, also individuelle Denkmuster, die nicht mit der Realität übereinstimmen müssen, als Ausdruck gestörter schizophrener Urteils- und Kritikfähigkeit.
Unseres Erachtens sind diese Befunde derart beeindruckend, dass wir die gewonnenen Erkenntnisse nunmehr versuchen, praktisch umzusetzen. Kognitive Störungen verstehen wir demzufolge nicht nur als basale Informationsverarbeitungsstörung, sondern sehen auch die Funktionen der höheren kognitiven Bereiche und Einstellungen, die geeignet sind, schizophrene Symptomatik zu beeinflussen.
Entsprechend dieser Erkenntnisse und der Tatsache, dass entsprechend der multifaktoriellen Ätiologie schizophrener Erkrankungen auch eine multimodale Therapie notwendig ist, um die besten Behandlungsergebnisse zu erreichen, ist im Rahmen eines Modellprojektes im Westfälischen Zentrum für Psychiatrie, Psychotherapie und Psychosomatik Dortmund, die Station für Kognitive Therapie eingeführt worden. Es handelt sich hier um eine postakute Weiterbehandlungseinheit, in der vor allem junge Schizophrene mit einem integrativen Therapiekonzept behandelt werden sollen (Böker & Brenner 1996, Krausz & Naber 2000). Mit biopsychosozialem Grundverständnis wird auf die verschiedenen Aspekte, die bei schizophrener Krankheit gestört werden können, eingewirkt und versucht, mögliche Stressoren zu erkennen, nach Möglichkeit zu reduzieren und protektive Faktoren zu stärken.
Schwerpunkt der Therapie ist das Durchführen einer kognitiven Verhaltenstherapie in Gruppen. Diese Therapie soll nicht nur auf der Verhaltensebene angreifen, sondern vor allen Dingen durch Beseitigung von dysfunktionalen Kognitionen, kognitiver Spektrumserweiterung und Differenzierung therapeutisch wirksam sein (Süllwold 1999, Süllwold & Herrlich 1995). Das Erkranken an einer Schizophrenie soll für den Betroffenen nicht mehr als unabwendbar oder von außen oder anderen zu beeinflussen erlebt werden, sondern eigene Kompetenz und Verantwortung in der Therapie und in der Bewältigung der Krankheitsfolgen sollen vermittelt werden. Darüber hinaus ist neben der Förderung der Eigenverantwortlichkeit der Patienten Ziel der Therapie, die schizophrene Symptomatik, wie Wahn, Halluzinationen oder Ähnliches, direkt zu bessern und zu mildern. Neuere wissenschaftliche Publikationen zeigen, dass eine früh einsetzende kognitive Psychotherapie bei schizophrenen Patienten einen positiven Einfluss auf den Verlauf der Erkrankung haben kann (Chadwick et al. 1996, Perris et al. 1998, Tarrier et al. 1993).
Es ist nicht so, dass die einzelnen Programme dieses Therapiekonzeptes neu wären, teilweise wird mit diesen Modulen schon seit vielen Jahren erfolgreich gearbeitet. Allerdings wurde die Mehrzahl dieser Bausteine für den ambulanten, bestenfalls für den teilstationären Bereich entwickelt und erprobt. Die Absicht, die mit der Entwicklung dieser Therapiestation verbunden war, war es, diese unterschiedlichen Ansätze zusammenzubringen und für den stationären Bereich anwendbar zu machen. Gleichzeitig wurde eine spezielle Kognitive Therapie auf dem Hintergrund eigener wissenschaftlicher Befunde und deren Angriffspunkt auf spezielle dysfunktionale höhere Kognitionen im Bereich der Handlungs-

kontrolle und der Kontrollüberzeugungen liegen, entwickelt. Diese Bewertungen der eigenen Handlung können nicht nur in Form von dysfunktionalen Kognitionen mit psychopathologischen Auffälligkeiten in Verbindung stehen, sondern sind auch für eine aktive Auseinandersetzung mit der Erkrankung von entscheidender Bedeutung.
Inwieweit dieses Behandlungskonzept wirklich einen Fortschritt in der Behandlung schizophrener Patienten bedeutet, wird zurzeit wissenschaftlich untersucht. Erste, empirisch nicht gesicherte Ergebnisse erscheinen jedoch hoffnungsvoll.

Literatur

Addington J (2000) Cognitive functioning and negative symptoms in schizophrenia. In: Sharma T Harvey P (Hrsg.) Cognition in schizophrenia: impairments, importance, and treatment strategies. New York: Oxford University Press, 193-209

Bell V (1991) Experimentalpsychologisch fundierte Theorien zur schizophrenen Symptomatik. In: Schüttler R (Hrsg.) Theorie und Praxis kognitiver Therapieverfahren bei schizophrenen Patienten. München, Bern, Wien, San Francisco: Zuckerschwerdt, 1-11

Böker W, Brenner HD (1996) (Hrsg.) Integrative Therapie der Schizophrenie. Bern, Göttingen, Toronto, Seattle: Huber

Chadwick P, Bitrchwood M, Trower P (1996) Cognitive therapy for delusions, voices and paranoia. Chichester, New York, Brisbane, Toronto, Singapure: Wiley

Dilling H, Mombour W, Schmidt MH (Hrsg.) (1999): Weltgesundheitsorganisation: Internationale Klassifikation psychischer Störungen ICD-10. Bern, Göttingen, Toronto, Seattle: Huber

Gold JM, Weinberger DR (1995) Cognitive Deficits and the neurobiology of schizophrenia, Current Opinion in Neurobiology, 225-230

Grawe K, Donati R, Bernauer F (Hrsg.) (1994) Psychotherapie im Wandel. Von der Konfession zur Profession. Göttingen, Bern: Hofgrefe

Häfner H (1998) Neues zum Verlauf der Schizophrenie. In: Fleischhacker H Hinterhuber WW Meise U (Hrsg.) Schizophrene Störungen. Insbruck, Wien: VIP - Verlag Integrative Psychiatrie, 20-55

Häfner H, an der Heiden W, Löffler W, Maurer K, Hambrecht M (1998) Beginn und Frühverlauf schizophrener Erkrankungen. In: Klosterkötter J (Hrsg.) Frühdiagnostik und Frühbehandlung psychischer Störungen. Berlin, Heidelberg, New York: Springer, 1-28

Hartung J (1990) Psychotherapie phobischer Störungen. Zur Handlungs- und Lageorientierung im Therapieprozess. Wiesbaden: Deutscher Universitäts-Verlag

Hartwich P (1983) Kognitive Störungen bei Schizophrenen. Nervenarzt, 54, 455-466

Hartwich P (1999) Welchen Einfluss haben kognitive Störungen auf die Psychotherapie bei schizophrenen Erkrankungen? In: Lasar M, Ribbert H (Hrsg.) Kognitive und motivationale Prozesse bei schizophrener Erkrankung. Regensburg: Roderer, 1-15

Hautzinger M, Bailer M, Worall H, Keller F (1994) Beck-Depressions-Inventar (BDI). Bern: Huber

Hiller W, Zerssen D v, Mombour W, Wittchen HU (1996) IMPS. Inpatient multidimensional psychiatrc scale. Eine multidimensionale Skala zur Erfassung des psychopathologischen Befundes. Weinheim: Beltz

Hodel B, Merlo M, Brenner HD (1991) Zur Interaktion zwischen kognitiven, emotionalen und neuralen Kontrollprozessen bei schizophrenen Erkrankungen.In: Schüttler R (Hrsg.) Theorie und Praxis kognitiver Therapieverfahren bei schizophrenen Patienten. München, Bern, Wien, San Francisco: Zuckerschwerdt, 73-87

Kay SR, Opler LA, Fiszbein A (1988a) Positive and Negative Syndrom Scale (PANSS). Rating Manual. San Rafael/CA: Social and Behavioral Documents. Deutsche Übersetzung Janssen Research Foundation

Kay SR, Opler LA, Lindenmayer J-P (1988b) Reliability and Validity of the Positive and Negative Syndrom Scale for Schizophrenia. Psychiatry Research, 23: 99-110

Klosterkötter J (1988) Basissymptome und Endphänomene der Schizophrenie. Berlin, Heidelberg, New York: Springer

Klosterkötter J (1992) Wie entsteht das schizophrene Kernsyndrom? Ergebnisse der Bonner Übergangsreihenstudie und angloamerikanische Modellvorstelungen - Ein Vergleich. Nervenarzt, 63: 675-682

Klosterkötter J (1998) Neue Ansätze in der Früherkennung und Frühbehandlung schizophrener Störungen. In: Klosterkötter J (Hrsg.) Frühdiagnostik und Frühbehandlung psychischer Störungen. Berlin, Heidelberg, New York: Springer, 31-55

Kuhl J (1990) Kurzanweisung zum Fragebogen HAKEMP 90. Osnabrück: Fachbereich Psychologie

Kuhl J (1992) A theory of selfregulation: Action versus state orientation, self discrimination, and some applications. Appl. Psychol., 41: 97-129

Kuhl J, Beckmann J (1994) (Hrsg.) Volition and personality. Action versus state orientation. Seattle, Toronto, Göttingen: Hofgrefe und Huber

Kuhl J, Kazen M (1994) Volitional aspects of depression: State orientation and self discrimination. In: Kuhl J, Beckmann J (Hrsg.) Volition and personality. Action versus state orientation. Seattle, Toronto, Göttingen: Hofgrefe und Huber

Krausz M, Naber D (2000) (Hrsg.) Integrative Schizophrenietherapie. Basel, Freiburg, Paris, London: Karger

Lasar M, Loose R (1994) Kontrollüberzeugungen bei chronischer Schizophrenie. Nervenarzt, 65: 464-469

Lasar M (1998) Wille, Handlungskontrolle und chronisch Schizophrenie. Lengerich, Berlin, Düsseldorf: Pabst Science Publishers

Lasar M, Ribbert H (1999a) (Hrsg.) Kognitive und motivationale Prozesse bei schizophrener Erkrankung. Regensburg, Roderer

Lasar M, Ribbert H (1999b) Handlungsleitende Kognitionen bei chronischer Schizophrenie. In: Machleidt W, Haltenhof H, Garlip P (Hrsg.) Schizophrenie - eine affektive Erkrankung? Stuttgart, New York: Schattauer, 159-167

Mueser KT (2000) Cognitive functioning, social adjustment and long-term outcome in schizophrenia. In: Sharma T, Harvey P (Hrsg.) Cognition in schizophrenia: impairments, importance, and treatment strategies. New York: Oxford University Press, 157-177

Nuechterlein KH, Dawson ME (1984) A heuristic vulnerability/stress model of schizophrenic episodes. Schizophrenia Bulletin, 10: 300-312

Perris C, McGorry P (1998) Cognitiv psychotherapy of psychotic and personality disorders: Handbook of Theory and Practice. Chichester, New York, Brisbane, Toronto, Singapure: Wiley

Philips ML, David AS (2000) Cognitive impairments as cause of positive symptoms in schizophrenia. In: Sharma T, Harvey P (Hrsg.) Cognition in schizophrenia: impairments, importance, and treatment strategies. New York: Oxford University Press, 210-228

Plaum E (1975) Experimentalpsychologisch fundierte Theorien der kognitiven Störungen bei Schizophrenien. Fortschritte Neurologie Psychiatrie, 43: 1-41

Roder V, Brenner HD, Kienzle N, Hodel B (1997) IPT - Integriertes psychoogisches Therapieprogramm für schizophrene Patienten. Weinheim: Psychologie Verlags Union

Sharma T, Harvey P (2000) (Hrsg.) Cognition in schizophrenia: impairments, importance, and treatment strategies. New York: Oxford University Press

Süllwold L (1977) Symptome schizophrener Erkrankungen. Berlin, Heidelberg, New York: Springer

Süllwold L (1999) Kognitive Therapie zum Aufbau von Krankheitseinsicht schizophren Erkrankter. In: Lasar M, Ribbert H (Hrsg.) Kognitive und motivationale Prozesse bei schizophrener Erkrankung. Regensburg: Roderer, 16-25

Süllwold L, Herrlich J (1995) Psychologische Behandlung schizophren Erkrankter. Stuttgart, Berlin, Köln: Kohlhammer

Tarrier N, Beckett R, Harwood S, Baker A, Yusupoff L, Ugarteburu I (1993) A trial of two cognitive-behavioural methods fortreating drug-resitant residual psychotic symptoms in schizophrenic patients: I. Outcome. British J Psychiatry, 162: 524-532

Riecher-Rössler A, Rössler W, Meise U (1995) Der Verlauf schizophrener Psychosen - was wissen wir 100 Jahre nach Kraepelin? In: Fleischhacker H, Hinterhuber WW, Meise U (Hrsg.) Die Behandlung der Schizophrenien - state of the art. Insbruck, Wien: VIP - Verlag Integrative Psychiatrie. 19-51

Volz H-P, Kasper S, Möller H-J, Sachs G, Höse A (2000) (Hrsg.) Die Rolle der Kognition in der Therapie schizophrener Störungen. Wiesbaden: Deutscher Universitäts-Verlag

Zubin J, Spring B (1977) Vulnerability - A new view of schizophrenia. Journal of Abnormal Psychology, 86: 103-126

Achse-II-Komorbidität der Zwangsstörung

M. Kirschmann, K. Siegrist, K. Kirschmann, U. Trenckmann, J. Meckler

Einleitung

Hippokrates (460-377 v. Christus) beschäftigte sich bereits mit dem Thema Persönlichkeit. Er beschrieb vier Grundhaltungen abhängig von der Menge der Körpersäfte:
Blut: der allzu optimistische und extrovertierte Sanguiniker
Schwarzgalle: der pessimistische Melancholiker
Galle: der reizbare - feindselige Choleriker
Kalter Schleim: der apathische Phlegmatiker
Dies ist ein dimensionales Klassifikationssystem, d.h. anhand des Ausmaßes von Faktoren, die bei jedem vorkommen, werden Persönlichkeiten beschrieben. Zudem ist dieses System auch ätiologisch.
Zurzeit haben sich in Klinik und Forschung mit DSM-IV (Diagnostic and statistical manual of mental disorders, 4th edition; American Psychiatric Association, 1994) und ICD-10 (International Classification of Diseases, 10th revision; World Health Organization 1994) kategoriale Klassifikationssysteme durchgesetzt, das heißt z.B. eine Anzahl von gemeinsam erfüllten Persönlichkeitskriterien entscheidet über die Zugehörigkeit zu einer Persönlichkeitsstörung. Voraussetzungen sind persönlicher und/oder gesellschaftlicher Leidensdruck. Ätiologische Überlegungen werden außen vor gelassen.
Im DSM-IV gibt es mehrere Achsen, die Zwangsstörung gehört zu den klinischen Störungen auf der Achse I, sie zeichnet sich durch den inneren Drang aus, bestimmte Inhalte zu denken oder bestimmte Handlungen auszuführen trotz der Einsicht, dass diese mindestens übertrieben sind und zu einer deutlichen Beeinträchtigung des Lebens führen.
Die vorliegende Arbeit fokussiert auf die Komorbidität der Zwangsstörung mit den Persönlichkeitsstörungen, die auf der Achse-II des DSM-IV kodiert werden.

Epidemiologie der Achse-II-Komorbidität der Zwangsstörung

Wir führten eine retrospektive Untersuchung an Patienten der Psychotherapiestation der Hans-Prinzhorn-Klinik in Hemer durch.
Von 1997 bis 2001 fanden sich 79 Menschen mit der Erstdiagnose Zwangsstörung nach ICD-10: 44,3% (n = 35) Frauen und 55,7% (n = 44) Männer, mittleres Alter 36,4 Jahre.
Als Datenquelle dienten Arztbriefe, ab 1998 auch Basisdokumentationen. Es handelte sich um klinische Diagnosen, zum Teil durch SCID-II (Strukturiertes klinisches Interview für DSM-III-R Achse II; Wittchen et al. 1993), Y-BOCS (Yale-Brown-Obsession Compulsive Scale; Goodmann et al. 1989) und BDI (Beck Depressionsinventar; Hautzinger et al. 1994) unterstützt.
25 Patienten (31,6%) wiesen allein eine Zwangsstörung auf, 19 Patienten (24,1%) eine Zwangsstörung und eine Persönlichkeitsstörung, des Weiteren 23 Patienten (29,1%) eine

Zwangsstörung und eine affektive Störung, 12 Patienten (15,2%) eine Zwangsstörung und eine andere Störung.
Im Gegensatz zu Studien mit standardisierten Diagnoseinstrumenten fand sich in unserer Stichprobe jeweils nur eine Persönlichkeitsstörung in der Gruppe der Zwangspatienten mit Achse-II-Komorbidität.
Tabelle 1 zeigt die Prävalenzrate der Persönlichkeitsstörungen bei der Zwangsstörung in weiteren Studien.

Prävalenz der Persönlichkeitsstörungen (PS) nach DSM-III-R bei der Zwangsstörung								
						Verwandte 1.Grades, n=198		
Studie	Diagnostik	Stich-probe N	PS %	Kontrolle %	Signif.	Fälle %	Kontrolle %	Signif.
Ruppert et al. (2001)	klinisch	616	8,7					
Roncchi et al. (1992)	SIDP-R***	89	73,0					
Matsuanaga et al. (1998)	SCID-II**	75	53,0					
Samuels et al. (2000)*	SIDP-R	72	44,3	10,0	p <.001	21	10,7	p = .005
Wewetzer et al. (2001)	SCID-II	55	36,0					
Horesh et al. (1997)	SCID-II	51	71,0					
Torres & del Porto (1995)	SIDP-R	40	70,0	15,0	p <.01			
Kirschmann et al. (2001)	klinisch	79	24,1					

* nach DSM-IV

Tabelle 1

** SCID-II: Structured Clinical Interview for DSM-III-R Axis II Disorders
*** SIDP-R: Structured Interview for DSM-III-R Personality Disorders

Die Auswahl beschränkt sich auf Studien mit einer Fallzahl größer als 40, die mit einer Ausnahme entweder SCID-II oder SIDP-R (Structured Interview for DSM-III-R Personality Disorders; Pfohl et al. 1989) als Diagnoseverfahren anwendeten, um beim Vergleich der Studien nicht durch systematische Fehler infolge unterschiedlicher Sensibilität gestört zu werden.
Unsere Rate von 24% liegt im Vergleich mit Studien, die SCID-II oder SIDP-R zur Diagnostik anwandten, recht niedrig. Hier schwankt die Komorbiditätsrate zwischen 36 und 73%.
Dies lässt sich durch die unterschiedliche Diagnostik erklären, vermutlich konzentrieren wir uns mehr auf die im Vordergrund stehende Diagnose. Möglicherweise neigen wir aufgrund von Hemmungen auch eher dazu, Persönlichkeitsstile statt Persönlichkeitsstörungen zu diagnostizieren. Erwähnenswert ist auch, dass wir Längsschnittdiagnosen über mehrere Monate fällen und damit Persönlichkeitszüge, die sich im Verlauf zurückbilden, weniger berücksichtigen.
Die Prävalenzrate der Studie von Ruppert (2001) aus der Psychosomatischen Klinik Windach liegt nur bei 8,7%. Möglicherweise liegt es daran, dass die Daten aus den Krankengeschichten aus dem Zeitraum 1979 bis 1992 retrospektiv gewonnen wurden. Sie sind somit deutlich älter, womöglich haben sich die Diagnosegewohnheiten von Klinikern in den letzten Jahren verändert, neben zunehmender Vormacht kategorialer Diagnosesysteme hat auch Dokumentationspflicht und Argumentationsbedarf gegenüber Krankenkassen die Komorbiditätsdiagnosen gefördert.

Die Studie von Samuels et al. (2000) und die Studie von Torres und del Porto (1995) sind Fall-Kontroll-Studien. Samuels et al. (2000) wies eine signifikante vierfache Erhöhung für Persönlichkeitsstörungen als Zusatzdiagnose im Vergleich zu den randomisierten 72 Kontrollpersonen aus der Gemeinde (im letzten Jahr keine medizinische Behandlung, Ausschluss von Zwangsstörungen, Schizophrenie, Minderbegabung, Demenz und Tourette-Syndrom). Torres und del Porto bestätigten dieses Ergebnis im Vergleich mit 40 nichtpsychiatrischen, ambulanten Patienten: 70% zu 15%, $p < 0,01$.
Zudem verglich Samuels et al. (2000) die Prävalenz der Persönlichkeitsstörungen bei den Verwandten ersten Grades: sie lag doppelt so hoch bei den 198 Verwandten der Zwangskranken: 21% zu 10,7% ($p < 0,005$).
Fydrich und Schmitz untersuchten 1995 435 stationäre Patienten bezüglich der Komorbiditätsrate zwischen Persönlichkeitsstörungen und Achse-I-Störungen (Tabelle 2).

Häufigkeit von Persönlichkeitsstörungen bei 435 stationären Patienten nach Fydrich & Schmitz (1995) Diagnosen nach DSM-III-R mittels SCID*		
Störungsgruppe	Stichprobe N	Persönlichkeitsstörungen %
Affektive Störungen	161	46,0
Angststörungen	165	44,2
Somatoforme Störungen	112	29,5
Essstörungen	30	46,7
mind. eine Achse-I-Diagnose	309	34,0
ohne eine Achse-I-Diagnose	113	11,5

* SCID: Structured Clinical Interview for DSM-III-R

Tabelle 2

Im Vergleich zu ihren Ergebnissen liegt die Achse-II-Komorbidität der Zwangsstörung recht hoch.
Nach DSM-III-R oder IV lassen sich die Persönlichkeitsstörungen nach Clustern ordnen:
Cluster A entspricht dem odd cluster: paranoid, schizoid, schizotypisch,
Cluster B dem dramatic cluster: antisozial, borderline, histrionisch, narzisstisch,
Cluster C dem anxious cluster: vermeidend-selbstunsicher, dependent, zwanghaft, passiv-aggressiv. Die Prävalenz der Persönlichkeitsstörungen geordnet nach Clustern in unserer

Prävalenz der Persönlichkeitsstörungen nach DSM-III-R geordnet nach Clustern bei der Zwangsstörung						
Studie	Diagnostik	Stichprobe N	Cluster A** %	Cluster B*** %	Cluster C**** %	Sonstige NNB %
Ruppert et al. (2001)	klinisch	616	0,2	1,3	5,2	2,8
Roncchi et al. (1992)	SIDP-R	89	25,8	44,9	73,0	
Matsuanaga et al. (1998)	SCID-II	75	29,4	17,3	53,0	
Samuels et al. (2000)*	SIDP-R	72	4,4	12,9	36,6	
Kirschmann et al. (2001)	klinisch	79	0,0	5,0	11,4	7,6

* nach DSM-IV

Tabelle 3

** odd cluster: paranoid, schizoid, schizotypisch
*** dramatic cluster: antisozial, borderline, histrionisch, narzisstisch
**** anxious cluster: vermeidend-selbstunsicher, dependent, zwanghaft, passiv-aggressiv

Stichprobe ergibt für: Cluster A: 0%, Cluster B: 5%, Cluster C: 11,4%, sonstige, nicht näher bezeichnete Persönlichkeitsstörungen: 7,6%.
Tabelle 3 vergleicht unsere Verteilung mit anderen Studien. Es findet sich übereinstimmend eine Vormacht von Cluster C, gefolgt von Cluster B.
Aufgrund der niedrigen Patientenzahlen haben wir auf eine weitere Differenzierung nach einzelnen Persönlichkeitsstörungen verzichtet.

Prävalenz der Cluster A - Persönlichkeitsstörungen nach DSM-III-R bei der Zwangsstörung

Studie	Diagnostik	Stichprobe N	paranoid %	schizoid %	schizotypisch %
Ruppert et al. (2001)	klinisch	616	0,2	0,0	0,0
Roncchi et al. (1992)	SIDP-R***	89	25,8	0,0	0,0
Matsuanaga et al. (1998)	SCID-II**	75	12,0	5,4	12,0
Samuels et al. (2000)*	SIDP-R	72	4,4	0,0	0,0
Wewetzer et al. (2001)	SCID-II	55	12,7	9,1	3,6
Horesh et al. (1997)	SCID-II	51	10,0	0,0	14,0
Torres & del Porto (1995)	SIDP-R	40	20,0	0,0	5,0

* nach DSM-IV

Tabelle 4

** SCID-II: Structured Clinical Interview for DSM-III-R Axis II Disorders
*** SIDP-R: Structured Interview for DSM-III-R Personality Disorders

Prävalenz der Cluster B - Persönlichkeitsstörungen nach DSM-III-R bei der Zwangsstörung

Studie	Diagnostik	Stichprobe N	antisozial %	borderline %	histrionisch %	narzisstisch %
Ruppert et al. (2001)	klinisch	616	0,0	0,6	0,5	0,2
Roncchi et al. (1992)	SIDP-R***	89	1,1	5,6	22,5	15,7
Matsuanaga et al. (1998)	SCID-II**	75	4,0	8,0	2,7	2,7
Samuels et al. (2000)*	SIDP-R	72	0,0	5,7	4,2	6,9
Wewetzer et al. (2001)	SCID-II	55	0,0	3,6	1,8	0,0
Horesh et al. (1997)	SCID-II	51	0,0	4,0	14,0	0,0
Torres & del Porto (1995)	SIDP-R	40	0,0	0,0	20,0	7,5

* nach DSM-IV

Tabelle 5

** SCID-II: Structured Clinical Interview for DSM-III-R Axis II Disorders
*** SIDP-R: Structured Interview for DSM-III-R Personality Disorders

Prävalenz der Cluster C - Persönlichkeitsstörungen nach DSM-III-R bei der Zwangsstörung

Studie	Diagnostik	Stichprobe N	selbstunsicher %	dependent %	zwanghaft %	passiv-aggressiv %
Ruppert et al. (2001)	klinisch	616	2,6	1,8	0,6	0,2
Roncchi et al. (1992)	SIDP-R***	89	29,2	15,7	28,1	10,1
Matsuanaga et al. (1998)	SCID-II**	75	25,3	12,0	13,3	2,7
Samuels et al. (2000)*	SIDP-R	72	15,3	4,2	32,4	0,0
Wewetzer et al. (2001)	SCID-II	55	21,8	3,6	25,5	0,0
Horesh et al. (1997)	SCID-II	51	2,0	10,0	18,0	0,0
Torres & del Porto (1995)	SIDP-R	40	52,2	40,0	17,5	5,0

* nach DSM-IV

Tabelle 6

** SCID-II: Structured Clinical Interview for DSM-III-R Axis II Disorders
*** SIDP-R: Structured Interview for DSM-III-R Personality Disorders

Tabelle 4 bis 6 zeigen diese Differenzierung für die einzelnen Cluster in der Literatur.
In Cluster A überwiegt die paranoide Persönlichkeitsstörung, in Cluster B überwiegt die histrionische Persönlichkeitsstörung, knapp gefolgt von der Borderline-Persönlichkeitsstörung. Sehr einheitlich ist der Vergleich bezüglich der geringen Prävalenz einer antisozialen Persönlichkeitsstörung.
In Cluster C und generell am häufigsten treten die unsicher/vermeidende und die zwanghafte Persönlichkeitsstörung auf.
In der Fall-Kontroll-Studie Samuels et al. (2000) tritt eine Cluster C-Persönlichkeitsstörung, eine zwanghafte Persönlichkeitsstörung (jeweils $p < 0{,}001$) und eine vermeidend-selbstunsichere Persönlichkeitsstörung ($p = 0.004$) signifikant gehäuft bei Menschen mit Zwangsstörung auf, dieses Ergebnis wiederholt sich abgesehen von der vermeidend-selbstunsicheren Persönlichkeitsstörung auch bei den Verwandten 1. Grades.
Diaferia et al. (1997) untersuchte die Häufigkeit von einer zwanghaften Persönlichkeitsstörung bei 88 Zwangspatienten, 58 Depressionspatienten und 131 Patienten mit Panikstörungen (Tabelle 7). Die zwanghafte Persönlichkeitsstörung war signifikant häufiger bei Zwangskranken: 30,7% (Zwänge) zu 11,4% (Panik) und 13,8% (Depression) ($p = 0{,}009$).

Prävalenz einer Zwanghaften Persönlichkeitsstörung (PS) bei Achse-I-Störungen nach DSM-III-R bei Diaferia et al. (1997)		
Störung	Stichprobe N	Zwanghafte PS %
Zwangsstörung	88	30,7*
Depression	58	13,8*
Panikstörung	131	11,4*

* Häufigkeitsunterschied signifikant mit p = .009

Tabelle 7

Wie sieht das umgekehrte Verhältnis aus?
McGlashan et al. (2000) untersuchte die Lifetime-Achse I-Komorbidität bei 153 Menschen mit zwanghafter Persönlichkeitsstörung und bei 157 Menschen mit vermeidend-selbstunsicherer Persönlichkeitsstörung (Tabelle 8). Lediglich ein Fünftel der Menschen mit zwanghafter Persönlichkeitsstörung, ein Zehntel der vermeidend-selbstunsicheren Persönlichkeitsstörung erfüllt auch Kriterien für eine Zwangsstörung nach DSM-IV.

Zusammenfassung der epidemiologischen Daten

Die untersuchten Daten weisen darauf hin, dass eine relativ große Untergruppe der Zwangsgestörten eine Cluster-C-Persönlichkeitsstörung als Basis hat.
Nach einzelnen Persönlichkeitsstörungen differenziert sind dies vor allem die vermeidend-selbstunsichere Persönlichkeitsstörung und die zwanghafte Persönlichkeitsstörung.

Klinische Auswirkungen der Achse-II-Komorbidität der Zwangsstörung

Unsere Hypothese lautet: Wenn bei Zwangskranken eine Achse-II-Komorbidität vorliegt, dann ist eine längere Behandlung erforderlich und ein geringerer Behandlungserfolg zu erwarten.

Achse-I-Komorbidität der Zwanghaften und Selbstunsicheren PS nach McGlashan et al. (2000) Diagnosen nach DSM-IV mittels SCID-I, DIPD-IV, PAF, SNAP*. Prävalenzraten in %		
Achse-I-Diagnosen	Zwanghafte PS (N=157) %	Selbstunsichere PS (N=157) %
Major Depression	75,8	81,5
Dysthyme Störung	17,0	21,7
Bipolar I Störung	4,0	5,7
Bipolar II Störung	2,0	2,6
Panikstörung	15,7	22,9
Agoraphobie	3,3	3,8
Soziale Phobie	17,0	38,2
Zwangsstörung	20,9	9,6
Postraumatische Belastungsstörung	17,7	28,0
Generalisierte Angststörung	29,4	21,7
Alkoholmissbrauch, -abhängigkeit	29,4	44,6
Drogenmissbrauch, -abhängigkeit	25,7	32,5
Anorexia Nervosa	6,5	6,4
Bulimia Nervosa	7,8	8,3
Nicht näher bezeichnete Essstörung	17,7	18,5

*SCID-I: Structured Clinical Interview for DSM-III-R Axis I Disorders Tabelle 8
DIPD-IV: Diagnostic Interview for DSM-IV Personality Disorders
PAF: Personality Assessment Form
SNAP: Schedule for Nonadaptive and Adaptive Personality

In Tabelle 9 werden Therapieerfolgsparameter der 25 reinen Zwangspatienten den Ergebnissen der 19 Zwangspatienten mit zusätzlicher Persönlichkeitsstörung gegenübergestellt.
Die Ergebnisse bestätigen unsere Hypothese nicht. Es fanden sich keine signifikanten Unterschiede bezüglich Geschlecht, Alter, Verweildauer, Ergebnisse der Global Assessment of Functioning Scale (GAF) und der Clinical Global Impression (CGI), Skala 1: Schweregrad. (Je kleiner die CGI-Werte desto gesünder, je größer die GAF-Werte desto funktionsfähiger). Zwischen der Gruppe aller Zwangspatienten ohne Komorbidität und aller Zwangspatienten mit Persönlichkeitsstörung und der Untergruppe der Patienten, die nur einmal stationär waren, sind die Werte abgesehen von der Verweildauer fast identisch. Die auffällig niedrigere Verweildauer der Zwangspatienten mit Persönlichkeitsstörung gleicht sich bei Vergleich der Patienten, die nur einmal bei uns waren, an. Sie war in der Gruppe der Zwangspatienten mit Persönlichkeitsstörung durch Patienten, die zum wiederholten Mal bei uns stationär waren, verkürzt worden.
Die höheren GAF-Werte, also ein besseres Funktionsniveau, in der Gruppe der Zwangsstörungen und Persönlichkeitsstörungen stehen im Widerspruch zu den vermuteten höheren psychosozialen Belastungen dieser Gruppe. In mehreren Studien zeigten sich bei Zwangskranken mit Persönlichkeitsstörungen signifikant erhöhte psychosoziale Belastungen, wie längere Arbeitslosigkeit, weniger Vollzeitbeschäftigung, weniger Ehen oder Lebenspartner (Ruppert et al. 2000; Matsunaga et al. 1998; Ecker u. Dehmlow 1994).
Matsunaga et al. (1998) verwandten auch die GAF-Skala. Ihre allerdings ambulanten 39 Zwangspatienten mit Persönlichkeitsstörung (vor Therapie) zeigten einen Durchschnittswert von 45,1 (Standardabweichung 10,0), also etwas höher als unsere Ergebnisse von 41,85

Therapieerfolge der Zwangskranken der Psychotherapiestation der Hans-Prinzhorn-Klinik Hemer Zwangsstörung (ZS) versus Zwangsstörung und Persönlichkeitsstörung (ZS+PS)							
		Alle			Einmalige Behandlung		
		N	m	(s)	N	m	(s)
Verweildauer	ZS	25	84	(43)	21	82	(44)
	ZS+PS	19	71	(47)	15	82	(47)
Alter (Jahre)	ZS	25	38	(11)	21	36	(9)
	ZS+PS	19	34	(11)	15	34	(12)
GAF1*	ZS	14	35	(11)	11	33	(12)
	ZS+PS	13	42	(12)	10	41	(13)
GAF2**	ZS	13	53	(19)	10	53	(21)
	ZS+PS	10	59	(15)	8	62	(15)
CGI1***	ZS	16	6,7	(0,5)	12	6,8	(0,4)
	ZS+PS	14	6,4	(0,9)	11	6,6	(0,9)
CGI2****	ZS	15	4,5	(1,6)	11	4,6	(1,8)
	ZS+PS	11	4,5	(1,2)	9	4,1	(1,0)

N: Stichprobengröße; m: Mittelwert; s: Standardabweichung

Tabelle 9

* Global Assessment of Functioning Scale bei Therapiebeginn
** Global Assessment of Functioning Scale bei Therapieende
*** Clinical Global Impression bei Therapiebeginn
**** Clinical Global Impression bei Therapieende
Alle t-Tests für Mittelwertsunterschiede zwischen ZS und ZS+PS nicht signifikant

(12,14), die 36 reinen Zwangspatienten einen GAF-Durchschnittswert von 57,1 (7,4), damit deutlich höher als unsere GAF-Werte von 34,93 (11,47).
Womöglich sind unsere reinen Zwangspatienten ausgesprochen schwer erkrankt, eine ausgeprägte Zwangssymptomatik mündet auch in Funktionseinschränkungen. Um dies zu verifizieren, war die Stichprobe der Zwangspatienten, deren Schweregrad nach Y-BOCS eingeschätzt wurde, zu klein.
Der Vergleich der GAF-Werte und CGI-Werte vor und nach der Therapie zeigt in beiden Gruppen eine signifikante Besserung.
Von psychiatrischen Interesse ist auch die Häufigkeit von Suizidversuchen (Tabelle 10). Die Gruppe der Zwangsstörungen mit Persönlichkeitsstörungen weist eine signifikante Häufung für Suizidversuche auf.

Suizidversuche bei Patienten mit einer Zwangsstörung Auswertbare Daten bei 71 Patienten (89,9%)		
	Suizidversuch bekannt N	Kein Suizidversuch bekannt N
Gesamtstichprobe	7	64
Zwangsstörung ohne Komorbidität (N=20)	0	20
Zwangsstörung und Persönlichkeitsstörung (N=18)	5	13
Zwangsstörung und affektive Störung (N=23)	2	21
Andere (N=10)	0	10

Tabelle 10

Chi-Quadrat-Test: p = .011

Auch Ruppert et al. (2001) fanden bei Menschen mit Zwangsstörungen und Persönlichkeitsstörungen eine signifikant höhere Anzahl von Menschen mit Suizidversuchen. Für die Untergruppe Cluster C ergaben sich keine signifikanten Unterschiede im Vergleich zu reinen Zwangskranken.

Im Gegensatz zu unseren Ergebnissen weisen die Daten von Ruppert et al. (2001) im stationären Bereich sowie AuBuchon & Malatesta (1994) bei ambulanter Verhaltenstherapie auf längere Verläufe und schlechtere Therapieergebnisse bei Komorbidität von Zwangsstörungen und Persönlichkeitsstörungen hin.

Nach Differenzierung der komorbiden Persönlichkeitsstörungen finden sich in weiteren Studien folgende klinischen Auswirkungen:

Cluster A: Baer et al. (1992) berichten über geringere Therapieerfolge für Komorbidität von Zwangsstörung und Cluster-A-Persönlichkeitsstörungen; Jaenicke et al. (1986) speziell für die Komorbidität von Zwangsstörung und Schizotyper Persönlichkeitsstörung.

Cluster B: Ecker & Dehmlow (1994) fanden längere Verläufe und schlechtere Therapieergebnisse bei Komorbidität von Zwangsstörung und Narzisstischer Persönlichkeitsstörung, Hermesh et al. (1987) für Komorbidität von Zwangsstörung und Borderline-Persönlichkeitsstörung, Rasmussen & Tsuang (1987) bei Komorbidität von Zwangsstörung und Borderline-Persönlichkeitsstörung sowie Zwangsstörung und Histrionischer Persönlichkeitsstörung.

Cluster C: Eine Mehrzahl der ausgewerteten Studien weist darauf hin, dass eine Komorbidität von Zwangsstörung und Cluster-C-Persönlichkeitsstörungen oder speziell der Zwanghaften Persönlichkeitsstörung zu

- keinen längeren Aufenthaltsdauern oder Therapiezeiten,
- keinem höherem Schweregrad der Zwänge und
- keinen schlechteren Therapieergebnissen

führt (Ruppert et al. 2001; Diaferia et al.1997; Ecker & Dehmlow 1994; Steketee et al. 1999; Dreesen et al. 1997; entgegenlautendes Ergebnis bei Cavedini et al. 1997).

Zusammenfassung der klinischen Auswirkungen

Bei Betrachtung der Komorbidität von Zwangsstörung und Persönlichkeitsstörungen (undifferenziert) ergibt sich aus unseren Ergebnissen und den genannten Studien ein uneinheitliches Bild.

Für die Komorbidität von Zwangsstörung und Cluster-A-Persönlichkeitsstörungen sowie von Zwangsstörung und Cluster-B-Persönlichkeitsstörungen weisen die Mehrzahl der Studien auf langwierigere Verläufe und geringere Therapieerfolge hin.

Für die Komorbidität von Zwangsstörung und Cluster-C-Persönlichkeitsstörungen finden sich demgegenüber keine entsprechend negativen Auswirkungen.

Hinsichtlich der Behandlungsprognose muss also zwischen Cluster-C-Persönlichkeitsstörungen und anderen Persönlichkeitsstörungen unterschieden werden.

Die Hypothese, wenn bei Zwangsstörungen Achse-II-Komorbidität besteht, dann ist eine längere Behandlung erforderlich und ein geringerer Behandlungserfolg zu erwarten, ist differenzierungsbedürftig.

Für Therapeuten ist es erforderlich, sich die durchaus nicht weniger positiven Verläufe bei der Zwangsstörung und den Cluster-C-Persönlichkeitsstörungen, der häufigsten Achse-II-Komorbidität, zu vergegenwärtigen, da sonst die Gefahr besteht, generell bei Achse-II-Komorbidität die Erfolgserwartungen herunterzuschrauben und im Sinne einer sich selbst erfüllenden Prophezeiung negativen Einfluss auf die Therapie auszuüben.

Literatur

Ahrens S (Hrsg.) (1997) Lehrbuch der psychotherapeutischen Medizin. Stuttgart, New York: Schattauer

American Psychiatric Association (APA) (1994) Diagnostic and statistical manual of mental disorders (4th edition). Washington, DC: APA

AuBuchon PG, Malatesta VJ (1994) Obsessive-compulsive patients with comorbid personality disorder: associated problems and response to a comprehensive behavior therapy. J Clin Psychiatry; 55 (10): 448-453

Baer L, Jenike MA, Black DW, Treece C, Rosenfeld R, Greist J (1992) Effect of axis II diagnoses on treatment outcome with clomipramine in 55 patients with obsessive-compulsive disorder. Arch Gen Psychiatry; 49: 862- 866

Cavedini P, Erzegovesi S, Ronchi P, Bellodi L (1997) Predictive value of obsessive-compulsive personality disorder in antiobessional pharmacological treatment. Eur Neuropsychopharmacology 7: 45-49

CIPS Collegium Internationale Psychiatriae Scalarum (Hrsg.) (1996) Internationale Skalen für Psychiatrie, 4. Auflage. Weinheim: Beltz

Diaferia G, Bianchi I, Bianchi ML, Cavedini P, Erzegovesi S, Bellodi L (1997) Relationship between obsessive-compulsive personality disorder and obsessive-compulsive disorder. Comprehensive Psychiatry; 38 (1): 38-42

Dilling H, Mombour W, Schmidt MH (1993) Internationale Klassifikation psychischer Störungen: ICD-10, Kapitel V (F); klinisch-diagnostische Leitlinien / Weltgesundheitsorganisation. Bern, Göttingen, Toronto, Seattle: Huber

Dreessen L, Hoekstra R, Arntz A (1997) Personality disorders do not influence the results of cognitive and behavior therapy for obsessive-compulsive disorder. J Anxiety Disorders; 11: 503-521

Ecker W, Dehmlow A (1994) Der Einfluss von Persönlichkeitsstörungen auf die Behandlung von Zwängen. Prax Klein Verhaltensmed Rehabil; 25: 23-31

Fydrich T, Schmitz B (1995) Persönlichkeitsstörungen: Beiträge zur Diagnostik, Prävalenz und Validität. In Schmitz B, Fydrich T, Limbach K (Hrsg.) Diagnostik und Psychotherapie bei Persönlichkeitsstörungen. Weinheim; Beltz Psychologie Verlags Union

Goodman WK, Rasmussen SA, Price LH, Mazure C, Henninger GR, Charney DS (1989) The Yale-Brown-Obsession Compulsive Scale: Development, use, reliability. Archives of General Psychiatry; 46: 1006-1016

Hautzinger M, Bailer M, Keller F, Worrall H (1994) Das Beck Depressionsinventar (BDI). Bern: Huber

Hermesh H, Shahaer A, Munitz H (1987) Obsessive-compulsive disorder and borderline personality disorder. Am J Psychiatry; 144: 120-121

Horesh N, Dolberg OT, Kirschenbaum-Aviner N, Kotler M (1997) Personality differences between obsessive-compulsive disorder subtypes: washers versus checkers. Psychiatry Research; 71: 197-200

Jenike MA, Baer L, Minichiello WE, Schwartz CE, Carey RJ (1986) Con-comitant obsessive-compulsive disorder and schizotypal personality disorder. Am J Psychiatry; 143: 530-532

Matsunaga H, Kiriike N, Miyata A, Iwasaki Y, Matsui T, Nagata T, Takei Y, Yamagami S (1998) Personality disorders in patients with obsessive-compulsive disorder in Japan. Acta Psychiatr Scand; 98: 128-134

McGlashan TH, Grilo CM, Skodol AE, Gunderson JG, Shea MT, longitudinal personality disorders study: baseline axis I/II and Morey LC, Zanarini MC, Stout RL (2000) The collaborative II/I diagnostic co-occurence. Acta Psychiatr Scand; 102: 256-264

Pfohl B, Blum N, Zimmermann M (1989) Structured Interview for DSM-III-R Personality Disorders (SIDP-R). Iowa City: University of Iowa College of Medicine.

Rasmussen S, Tsuang M (1987) Obsessive-compulsive disorder and borderline personality disorder: Drs Rasmussen and Tsuang reply. Am J Psychiatry; 144: 121-122

Ronchi P, Abbruzzese M, Erzegovesi S, Diaferia G, Sciuto G, Bellodi L (1992) The epidemiology of obsessive-compulsive disorder in an Italian population. Eur Psychiatry; 7 (2): 53-59

Ruppert S, Zaudig M, Reinecker HS, Thora C, Hauke W (2001) Komorbidität und Zwangsstörung. Teil II: Achse-II-Komorbidität. Verhaltenstherapie; 11: 112-118

Samuels J, Nestadt G, Bienvenu OJ, Costa PT, Riddle MA, Liang K, Hoehn-Saric R, Grados MA, Cullen AM (2000) Personality disorders and normal personality dimensions in obsessive-compulsive disorder. Brit J Psychiatry; 177: 457-462

Saß H, Wittchen HU, Zaudig M, Houben I (1998) Diagnostisches und Statistisches Manual Psychischer Störungen DSM-IV. Übersetzt nach der vierten Auflage des Diagnostic and statistical manual of mental disorders der American Psychiatric Association (APA). Göttingen, Bern, Toronto, Seattle: Hogrefe

Steketee G, Eisen J, Dyck I, Warshaw M, Rasmussen S (1999) Predictors of course in obsessive-compulsive disorder. Psychiatry Research 89: 229-238

Torres RA, Del Porto JA (1995) Comorbidity of obsessive-compulsive disorder und personality disorders. A Brazilian controlled study. Psychopathology; 28 (6): 322-329

Wewetzer C, Jans T, Müller B, Neudörfl A, Bücherl U, Remschmidt H, Warnke A, Herpertz-Dahlmann B (2001) Long-term outcome and prognosis of obsessive-compulsive disorder with onset in childhood or adolescence. Eur Child & Adolscent Psychiatry; 10: 37-46

Wittchen HU, Schramm E, Zaudig M, Unland H (1993) Strukturiertes klinisches Interview für DSM-III-R Achse II (Persönlichkeitsstörungen), SKID-II. Weinheim: Beltz

World Health Organization (WHO) (1994) International Classification of Diseases, 10th revision, chapter V (F). Genf: WHO

Persönlichkeitsveränderungen bei organischen Hirnschädigungen

J. Uekermann, I. Daum

Einleitung

Persönlichkeitsveränderungen stellen eine häufige Folge nach organischen Hirnschädigungen dar. Sie treten nach traumatischen Hirnverletzungen (SHT) und Schlaganfällen auf und sind im Rahmen von neurodegenerativen Krankheitsbildern (z. B. Parkinsonsche und Alzheimersche Erkrankung) zu beobachten.

In diesem Kapitel sollen zunächst typische Persönlichkeitsveränderungen und deren Ursachen dargestellt und ihre Implikationen diskutiert werden. Dabei liegen die Schwerpunkte auf der Bedeutung des präfrontalen Kortex für die Entwicklung von Persönlichkeitsveränderungen infolge von Hirnschädigungen und auf der Beschreibung von Persönlichkeitsveränderungen bei dementiellen Erkrankungen. Anschließend werden die Möglichkeiten und Grenzen der aktuellen klinischen Diagnostik erläutert.

Typische Persönlichkeitsveränderungen nach Hirnschädigungen

Persönlichkeitsveränderungen werden häufig nach organischen Hirnschädigungen berichtet und umfassen in der Regel Symptome wie emotionale Labilität oder Verflachung, Reizbarkeit, Erregung, Apathie, Disinhibition, Euphorie, Ängstlichkeit und Depression sowie Überempfindlichkeit (vgl. Lezak 1995).

Emotionale Labilität wird bei dementiellen Erkrankungen berichtet (Thorpe et al. 2001) und bezieht sich auf extreme und sich schnell ändernde affektive Gefühlszustände, wobei drei Haupttypen unterschieden werden (Lezak 1995). Der erste Typus kann durch eine unangemessen starke emotionale Reaktion charakterisiert werden, wobei der emotionale Ausdruck und die Empfindung in einer kongruenten Beziehung zueinander stehen. Dieses Verhalten steht in Zusammenhang mit einer geringen Frustrationstoleranz. Eine reduzierte Fähigkeit zur Modulation emotionaler Reaktionen charakterisiert den zweiten Typus. Dabei kommt es in Abhängigkeit von der Valenz externer Stimuli (positiv und negativ) zu Überreaktionen des emotionalen Ausdrucks und Erlebens. Das Hauptmerkmal des dritten Typus besteht aus einer Dissoziation von Empfindung und Ausdruck. Charakteristische Symptome sind dabei pathologisches Lachen und Weinen, die z.B. nach Läsionen von Hirnnervenbahnen auftreten können (Masuhr & Neumann 1998).

Eines der häufigsten Symptome nach erworbenen Hirnschädigungen und bei neurodegenerativen Erkrankungen ist eine depressive Verstimmung (vgl. Uekermann & Daum 2000). Bei der Parkinsonschen Erkrankung (PD) treten bei ca. 8% aller Patienten eine Major Depression und bei 40 bis 50% aller Patienten depressive Symptome auf (Tandberg et al. 1997). Ca. 40% aller Patienten, die an der Multiplen Sklerose erkrankt sind, leiden an einer Depression. Die Prävalenzangaben für Schlaganfallpatienten liegen bei 50% (Andersen et al. 1994) und bei 77% für Patienten mit Schädel-Hirntrauma (Varney et al. 1987).

Andere Persönlichkeitsveränderungen wie z.B. Passivität, Hypochondrie, Grandiosität sowie dependentes Verhalten sind von besonderer Bedeutung, da sie im Hinblick auf den Rehabilitationserfolg eher mit einer negativen Prognose einhergehen (Ruff et al. 1996; Lezak 1995).

Ursachen

In aktuellen Forschungsansätzen wird die Frage kontrovers diskutiert, inwieweit die Persönlichkeitsveränderungen nach einer Hirnschädigung ein Resultat der Läsion als solche oder eine Reaktion auf die resultierenden kognitiven und physischen Beeinträchtigungen darstellen. Die bisher vorliegenden Ergebnisse lassen keine eindeutige Ursache-Wirkungs-Interpretation zu. Die empirischen Befunde sprechen eher dafür, dass die Entstehung der Persönlichkeitsveränderungen nicht monokausal ist, sondern ein Produkt der Interaktion zwischen dem Ort und Umfang der Hirnschädigung, Anforderungen der sozialen Umwelt, prämorbiden Persönlichkeitsmerkmalen, physischen und kognitiven Beeinträchtigungen sowie der Reaktion des Individuums auf die Beeinträchtigungen und die Veränderungen der Lebensführung darstellt (Lezak 1995).

Die multifaktorielle Determinierung von Persönlichkeitsveränderungen zeigt sich insbesondere in der Depressionsforschung. Bei der Parkinsonschen Erkrankung sind Depressionen mit pathologischen Veränderungen dopaminerger und serotonerger Transmittersysteme assoziiert (Noe-Sebastian et al. 2001). Andere Untersuchungen belegen darüber hinaus, dass das Ausmaß der Depression mit der Stärke der physischen Symptome und selbstwahrgenommenen Beeinträchtigungen korreliert (Tandberg et al. 1997; Schrag et al. 2001).

Als direkte Auswirkungen von Läsionen lassen sich sehr häufig verstärkte Ausprägungen prämorbider Persönlichkeitsmerkmale beobachten (McPeak et al. 2001). So treten nach einer Hirnschädigung Dispositionen wie Impulsivität, Ärger und Disinhibition verstärkt auf, wenn prämorbid eine Tendenz dazu vorhanden war.

Auch die Lateralisierung der Hirnschädigung hat einen Einfluss auf die Ausprägung von Persönlichkeitsveränderungen nach Hirnschädigungen. Eine Reihe von Untersuchungen belegt, dass Läsionen der linken Hemisphäre, v.a. des präfrontalen Kortex, eher zu Katastrophen-Reaktionen, Ängstlichkeit, Depression, Erregung sowie Furchtreaktionen führen, wohingegen Indifferenz, eine verminderte Einsicht, unangemessene Euphorie, Manie und eine erhöhte Risikobereitschaft eher ein Resultat rechtshemisphärischer Läsionen darstellen (Robinson et al. 1984; Lezak 1995). In EEG-Studien führten emotional negative Reize zu einer stärkeren Aktivierung der rechten Hemisphäre, wohingegen positive Reize mit einer stärkeren Aktivität der linken Hemisphäre einhergehen (Davidson 1993; Davidson 1992). Außerdem sind Läsionen der rechten Hemisphäre eher mit einer Reduktion der Mimik (Blonder et al. 1991), einem Mangel der Fähigkeit zur affektiven Modulation der Sprache (Tucker et al. 1977) und einem atypischen Sinn für Humor assoziiert (Kolb & Wishaw 1997). Obwohl die genauen Mechanismen dieser Lateralitätseffekte noch ungeklärt sind, sprechen einige Befunde dafür, dass es nach Hirnschädigungen zu asymmetrischen Transmitterdysfunktionen kommt (Mayberg et al. 1990).

Weitere Befunde implizieren eine besondere Bedeutung des Läsionortes innerhalb einer Hemisphäre (anterior versus posterior) oder weisen auf eine potentielle Interaktion zwischen der betroffenen Hemisphäre und dem Läsionsort hin (Lezak 1995). So führen anteriore Läsionen der linken Hemisphäre eher zu depressiven Symptomen und anteriore Schädigungen der rechten Hemisphäre zu unangemessenem Frohsinn, aber auch zu Antriebsschwäche (Lezak 1995). Bei posterioren zerebralen Läsionen treten Depressionen vermehrt bei der Beteiligung rechtshemisphärischer Strukturen auf. Als Resultat posteriorer Schädigungen der linken Hemisphäre werden demgegenüber eher paranoide Reaktionen festgestellt. Die unterschiedliche Prävalenz von Depressionen in Abhängigkeit von der Läsionsseite könnte auch durch eine stärkere Einsicht in die Defizite bei linkshemisphärischen Läsionen zustande kommen. Mehrere Studien berichten bei Patienten mit rechtshemisphärischen Läsionen eine starke Überschätzung ihrer Leistungen. Diese kann mit einer Leugnung von Defiziten einhergehen und innerhalb der Rehabilitation zu einer subjektiven Festlegung von unrealistischen Zielen führen. Die Prognose der Rehabilitation ist dementsprechend nach rechtshemiphärischen Läsionen schlechter als nach linkshemisphärischer Schädigung (Lezak 1995).

Die Rolle des präfrontalen Kortex

Persönlichkeitsveränderungen werden im besonderen Ausmaß nach Schädigungen des präfrontalen Kortex (PFK) beobachtet. Der PFK kann in einen dorsolateralen, orbitofrontalen und mesiofrontalen Anteil unterteilt werden, die bei Schädigungen mit distinkten Symptomen assoziiert sind (Chow 2000; Malloy & Aloia 1998).

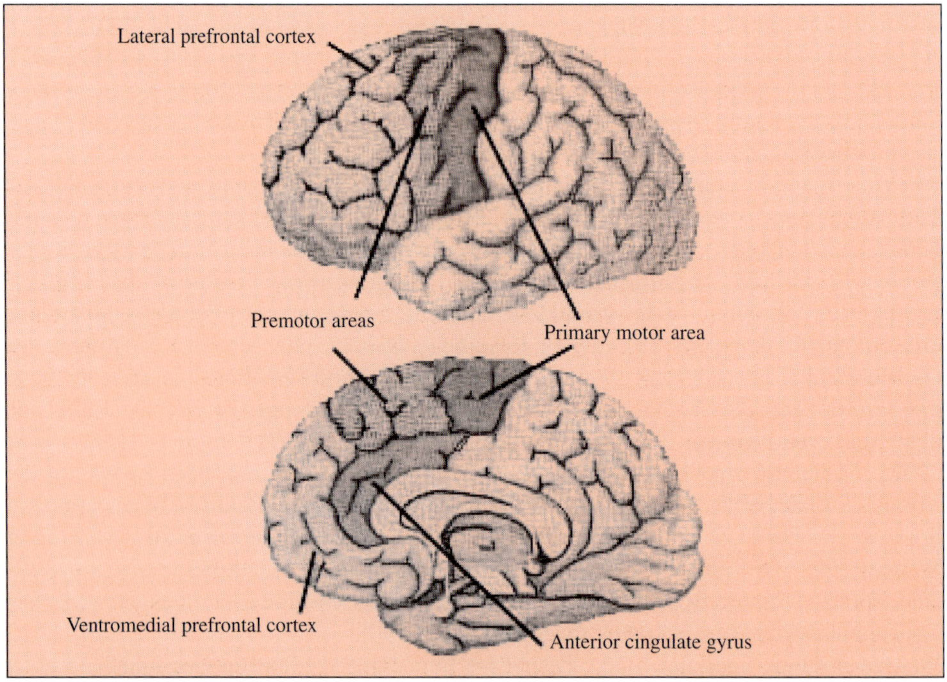

Abb. 1: Der präfrontale Kortex (nach Gazzaniga 1998)

Bei Läsionen des dorsolateralen PFK treten Einschränkungen der kognitiven Flexibilität sowie Beeinträchtigungen beim Planen und Problemlösen auf. Weitere Defizite betreffen das strategische zielgerichtete Vorgehen, die Berücksichtigung von Verhaltenskonsequenzen, die Auswahl einer Handlung aus multiplen Reaktionsalternativen sowie das zielgerichtete Verhalten. Diese Beeinträchtigungen werden auch unter dem Begriff „Dysexekutives Syndrom“ subsumiert.

Orbitofrontale Schädigungen führen demgegenüber zu einem so genannnten „disinhibierten Syndrom“, das durch Disinhibition, Reizbarkeit, emotionale Labilität, reduzierte Impulskontrolle, eine veränderte soziale Wahrnehmung und reizgebundenes Verhalten charakterisiert werden kann. Außerdem treten neben Stimmungsänderungen eine fehlende Einsicht in die soziale Angemessenheit sowie Defizite bei der Urteilsfindung auf (Stuss et al. 1992). Diese Beeinträchtigungen sind in neueren Untersuchungen insbesondere auf die Bedeutung des orbitofrontalen Kortex bei der Extinktion und der Umkehrung von Stimulus-Verstärker-Assoziationen zurückgeführt worden (vgl. Rolls 1999). Somit können die Symptome nach einer Schädigung des orbitofrontalen Kortex als ein Verlust der Fähigkeit zur Anpassung an sich verändernde Umgebungsbedingungen interpretiert werden. Dies wird durch Untersuchungen bestätigt, in denen Korrelationen der Verhaltensänderungen mit Defiziten in Tests zum Stimulus-Verstärkungs-Assoziationslernen bzw. deren Extinktion nachgewiesen wurden (Rolls 1994).

Das sogenannte „akinetische“ Syndrom ist das Resultat von Läsionen des mesiofrontalen Systems. Dabei stellen ein reduziertes Spontanverhalten und eine reduzierte Prosodie die Hauptmerkmale dar.

Die Resultate präfrontaler Läsionen im Kindesalter zeigen deutliche Parallelen zu den Persönlichkeitsveränderungen bei Erwachsenen (Anderson et al. 1999). Frühe Schädigungen des PFK führen darüber hinaus zu Problemen, Urteile aufgrund von moralischen Überlegungen und sozialen Konventionen zu bilden. Kinder mit frühen präfrontalen Schädigungen zeigen im Erwachsenenalter nach eigenen aggressiven Verhaltensweisen keine Schuldgefühle und sind nicht in der Lage, Empathie zu empfinden. Die Bedeutung des dorsolateralen und orbitofrontalen Kortex für das Empfinden von Empathie wird durch eine Reihe weiterer Untersuchungen bestätigt (Eslinger 1998). Patienten mit frühkindlichen Schädigungen des PFK ähneln in ihren Verhaltensweisen Menschen mit einer antisozialen Persönlichkeitsstörung, bei der ebenfalls Dysfunktionen des PFK als mögliche Ursache angenommen werden können. Insgesamt belegen die Fallstudien über zerebrale Läsionen im Kindesalter die Rolle des präfrontalen Kortex bei dem Erwerb von sozialen Normen und Werten. Diese kortikale Struktur liefert somit vermutlich einen wichtigen Beitrag für die Koordination von belohnungs- und bestrafungsassoziiertem Lernen.

Persönlichkeitsveränderungen bei dementiellen Erkrankungen

In Deutschland leiden ca. 830.000 bis 1,1 Millionen Menschen über 65 Jahre an einer dementiellen Erkrankung (Bickel 1999). Die Anzahl der Neuerkrankungen pro Jahr beträgt in Deutschland ca. 200.000.

Die Diagnose eines Demenzsyndroms nach ICD-10 (Dilling 2000) setzt einen Gedächtnisverlust voraus, der v.a. das Erlernen von neuen Informationen betrifft. Außerdem müssen

Defizite in anderen kognitiven Funktionsbereichen wie z.B. Denken, Urteilen und Planen vorliegen, die zusätzlich das Zurechtkommen im Alltag beeinflussen. Für die Diagnosestellung müssen diese Symptome über einen Zeitraum von mindestens 6 Monaten bestehen. Dabei muss das Bewusstsein erhalten sein. Ein weiteres Kriterium besteht in Veränderungen von Affekt und Verhalten in mindestens einem der folgenden Bereiche: 1) emotionale Labilität, 2) Reizbarkeit, 3) Apathie und 4) Vergröberung des Sozialverhaltens.

Persönlichkeitsveränderungen treten bei bis zu 90% aller Patienten in frühen Stadien der Alzheimerschen Erkrankung auf (Devanand et al. 1997). Dazu gehören vor allem affektive Störungen, Psychosen, Ängstlichkeit und Agitation (Chung & Cummings 2000; Cummings et al. 1994).

Depressive Verstimmungen werden bei bis zu 50% aller Patienten im Anfangsstadium der Alzheimerschen Erkrankung berichtet (Kurz 1999) und können im Sinne einer Reaktion auf die Überforderung im Alltag interpretiert werden (vgl. Daum & Suchan 2001). Als mögliche Ursache der depressiven Störungen werden eine Reduktion von Serotonin und Noradrenalin diskutiert (Haupt 1999).

Die psychotischen Symptome beinhalten Halluzinationen (v.a. visueller Natur) und Wahn (v.a. „Diebstahlswahn“) und können in jedem Stadium der Erkrankung auftreten. Agitation kann als „unangemessene verbale, vokale oder motorische Aktivität“ definiert werden und beinhaltet aggressive und nicht-aggressive physische und verbale Verhaltensweisen (Cohen-Mansfiels 1996).

Betrachtet man die Persönlichkeitsveränderungen im Verlauf der Alzheimerschen Demenz, so kann man zu Beginn der Erkrankung häufig eine Antriebssteigerung, eine leicht euphorische Stimmung, eine Vergröberung des Affektes und Enthemmung beobachten. In mittleren Stadien sind v.a. Aggressionen zu beobachten. Gegen Ende der Erkrankung wird schließlich emotionale Abstumpfung ein vorherrschendes Symptom der Alzheimer-Demenz (Daum & Suchan 2001).

Die Persönlichkeitsveränderungen bei der Alzheimerschen Erkrankung sind von besonderer Bedeutung, da sie mit stärkeren Beeinträchtigungen, einer erhöhten Wahrscheinlichkeit einer frühen Unterbringung in Pflegeheimen sowie einem schnelleren Verlauf der Erkrankung assoziiert sind (vgl. Chung & Cummings 2000).

Das Muster der Persönlichkeitsveränderungen, wie sie im Rahmen der Alzheimerschen Erkrankung auftreten, ist von denen anderer Demenzformen zu unterscheiden.

Die frontotemporale Demenz kann auf neuropathologischer Ebene durch eine langsame Degeneration anteriorer Hirnareale gekennzeichnet werden (Miller et al. 1999). Sie geht mit Gleichgültigkeit, Unaufmerksamkeit, Unangemessenheit und mangelnder Einsicht einher (Kertesz et al. 2000). Weitere Persönlichkeitsveränderungen umfassen Apathie, Euphorie, Reizbarkeit, Aspontanität, Impulsivität und desorganisiertes Verhalten. Die behavioralen Veränderungen können auch im Kontext eines Defizites zur Entwicklung einer „theory of mind“ interpretiert werden und treten auch unabhängig von erhaltenen komplexen kognitiven Fähigkeiten auf (Lough et al. 2001).

Von den dargestellten „kortikalen“ dementiellen Erkrankungen muss man Demenzen unterscheiden, die aufgrund der primären Beteiligung subkortikaler Strukturen auch als „subkortikale“ Demenzen bezeichnet werden. Bei Patienten mit Parkinsonscher Erkrankung tritt bei 20 bis 40% eine Demenz auf (Arsland et al. 1996). Neueren Schätzungen zufolge ist

das Risiko, an einer Demenz zu erkranken, für Parkinson-Patienten sechsmal höher als für gesunde Menschen (Arsland et al. 2001a). Neben den kognitiven Beeinträchtigungen werden Persönlichkeitsveränderungen beobachtet, die Depressionen, Halluzinationen, Apathie, abweichendes motorisches Verhalten, Agitation, Disinhibition, Angst und Reizbarkeit umfassen können (Aarsland et al. 2001b). Wenn man diese Veränderungen mit dem Defizit bei der Alzheimerschen Erkrankung vergleicht, so kann man feststellen, dass Halluzinationen bei der Parkinsonschen Erkrankung verstärkt auftreten, während die Symptome Disinhibition, Agitation, abweichendes motorisches Verhalten, Ablenkbarkeit und Apathie bei der Alzheimerschen Krankheit ausgeprägter sind (Aarsland et al. 2001b).
Neuropsychiatrische Symptome treten bei ca. 50% aller Patienten mit Chorea Huntington auf (Savoiardo & Grisoli 2001), wobei depressive Verstimmungen am häufigsten berichtet werden (Folstein et al. 1990). Weitere Persönlichkeitsveränderungen umfassen schizophrenieähnliche Psychosen, Reizbarkeit, Aggressionen, Manie und Hypomanie (Mendez 1994; Folstein et al. 1990; Lezak 1995). In späteren Stadien treten v.a. Apathie und Anergie auf.

Neuropsychologische Diagnostik

Nach Lezak (1995) sind in der neuropsychologischen Diagnostik drei Dimensionen des Verhaltens zu unterscheiden: 1) Kognition, 2) Affekt und 3) exekutive Funktionen. Kognition bezieht sich auf die Verarbeitung von Informationen, Affekt beinhaltet emotionale- bzw. Persönlichkeitsmerkmale, und exekutive Funktionen sind für die Durchführung und Überwachung von Verhalten bedeutsam. Das beobachtbare Verhalten resultiert aus einer komplexen Interaktion dieser drei Dimensionen. Daher ist für die Diagnostik eine Kombination von Befunden aus neuropsychologischen Standardverfahren und Daten aus Persönlichkeitstests wünschenswert. Da die Darstellung der neuropsychologischen Messinstrumente diesen Rahmen sprengen würde, kann hier nur auf andere Quellen verwiesen werden (z.B. Lezak 1995; Uekermann & Daum 2001). Im folgenden Abschnitt sollen gebräuchliche Testverfahren für die Diagnose von Persönlichkeitsveränderungen nach Hirnschädigungen dargestellt werden.

Beck Depressions-Inventar (BDI)

Das Beck Depressionsinventar (BDI; Beck 1987) ist ein Selbstbeurteilungsfragebogen und besteht aus 21 Items. Mit dem BDI ist es möglich, Aussagen über das Vorliegen und die Ausprägung von depressiven Störungen zu treffen. Die Items beziehen sich auf Pessimismus, traurige Stimmung, Selbsthass, Selbstanklagen, Versagen, Schuldgefühle, Entschlussunfähigkeit, Selbstmordimpulse, Unzufriedenheit, Strafbedürfnis, Weinen, sozialen Rückzug und Isolierung, negatives Körperbild, Schlafstörungen, Ermüdbarkeit, Arbeitsunfähigkeit, Appetitverlust, Gewichtsverlust, Hypochondrie und Libidoverlust. Die Fragen werden auf einer Skala von null bis drei beantwortet und die Itemwerte anschließend aufsummiert. Dabei indizieren Punkte von 10 bis 15 milde, 20 bis 29 mäßige und Summenwerte ab 30 eine schwere Depression (Spreen & Strauss 1991).

Das BDI wird in der Forschung sowie zur klinischen Diagnostik und Evaluation des Behandlungsverlaufes verwendet. Ein Problem für den Einsatz bei neurologischen Patienten besteht in der Tatsache, dass sich sieben der Items auf somatische Symptome beziehen, die aus der neurologischen Störung als solcher resultieren können (Lezak 1995). Bei entsprechenden Untersuchungen mit Patienten mit der Parkinsonschen Erkrankung (PD) wurden allerdings signifikante Korrelationen dieser Items mit dem Depressionsfaktor, nicht jedoch mit anderen Merkmalen der Erkrankung festgestellt (Levin et al. 1988). Aktuelle Untersuchungen mit PD Patienten berichten darüber hinaus bereits bei geringen cut-off-Werten über eine zufrieden stellende Validität (Leentjens et al. 2000). Weitere Ergebnisse zeigten, dass die Symptome der Multiplen Sklerose nicht mit den somatischen Items des BDI korrelieren (Aikens et al. 1999). Bei Personen mit Schädel-Hirn-Traumata und Patienten mit Alzheimer-Demenz muss der Nutzen des BDI angesichts aktueller Studien demgegenüber in Frage gestellt werden (Sliwinski et al. 1998; Wagle et al. 2000).

Minnesota Multiphasic Personality Inventory (MMPI, MMP-2)

Der Minnesota Multiphasic Personality Inventory (MMPI) (Hathaway & McKinley 1951) wurde bereits in den 30er Jahren entwickelt und gehört zu den am häufigsten eingesetzten Persönlichkeitstests (Lezak 1995). Er besteht aus 566 Items, die sich auf die Skalen Hypochondrie, Depression, Hysterie, Psychopathie, Maskulinität/Feminität, Paranoia, Psychasthenie, Schizophrenie, Hypomanie und soziale Introversion beziehen. Mit den Validitätsskalen ist es möglich, die Antworten zusätzlich bezüglich „sozialer Erwünschtheit", „extremer Offenheit" und einer „irregulären Bearbeitung" auszuwerten. Die Interpretation erfolgt anhand des Profilmusters und beinhaltet einen Vergleich mit einer gesunden Referenzgruppe und psychiatrischen Patienten.

Eine Vielzahl von Studien hat die Sensitivität des MMPI bei Patienten mit Hirnschädigungen untersucht. Die Befunde, in denen Lateralitätseffekte und die differentielle Bedeutung von anterioren und posterioren Läsionen untersucht wurden, sind uneinheitlich (Lezak 1995). Ein Hauptproblem für den Einsatz des MMPI bei Patienten mit Hirnschädigungen besteht darin, dass die Bearbeitung ein hohes Ausmaß an Selbsteinsicht erfordert und Leugnung von physischen und kognitiven Defiziten ein häufiges Symptom nach Hirnschädigungen darstellt. Des Weiteren beschreiben eine Reihe von Items neurologische Symptome und werden innerhalb des MMPI u.a. den Skalen Hysterie, Depression, Hypochondrie und Schizophrenie zugeordnet. Die Auswertung führt zwangsläufig zu einer erhöhten Ausprägung auf diesen Skalen und damit zu Fehldiagnosen von psychiatrischen Störungen bei Patienten mit Hirnschädigungen.

Dies hat zu einer Entwicklung von neurokognitiven Korrekturfaktoren für Patienten mit Multipler Sklerose (Marsh et al. 1982; Meyerink et al. 1988; Müller & Girace 1988) und für Patienten mit Schlaganfällen und Schädel-Hirn-Traumata geführt (Gass 1991; Gass 1992), die eine Eliminierung von krankheitsspezifischen Items beinhalten.

Es hat in der Vergangenheit eine Reihe weiterer Bemühungen gegeben, durch Weiterentwicklungen die Sensitivität und Spezifität des MMPI gegenüber hirngeschädigten Patienten zu verbessern (für einen Überblick vgl. Lezak 1995). Die Ergebnisse dazu sind jedoch unbefriedigend. Insgesamt kann man daher schlussfolgern, dass „The MMPI was not constructed for neuropsychological assessment and may be inherently inappropriate for this purpose" (Lezak 1995).

Neuropsychiatrisches Inventar (NPI)

Das Neuropsychiatrische Inventar (NPI) (Cummings 1994) wurde zur Diagnose von psychopathologischen Veränderungen bei Alzheimer-Demenz und anderen Demenzerkrankungen entwickelt.
Das NPI erfasst zehn Verhaltensdimensionen, die sich im Rahmen von Persönlichkeitsveränderungen bei Demenzen als bedeutsam erwiesen haben. Dazu gehören Wahnvorstellungen, Halluzinationen, Agitation/Aggression, Dysphorie, Ängstlichkeit, Euphorie, Apathie, Disinhibition, Reizbarkeit/Labilität und abweichendes motorisches Verhalten.
Die Fragen zu den zehn Dimensionen werden von dem Partner/der Partnerin oder einer anderen engen Bezugsperson beantwortet (z.B. „Versucht er/sie andere Personen zu verletzen oder zu schlagen?"). Dabei werden dimensionsspezifisch sowohl die Häufigkeit, das Ausmaß der Persönlichkeitsveränderung und die resultierende subjektive Belastung der Bezugsperson erfragt.
Bei der Analyse des Profils ist es weiterhin möglich, verschiedene Formen von Demenzen zu unterscheiden. Dabei sind vor allem Depressionen (besonders ausgeprägt bei der Alzheimerschen Erkrankung) sowie Disinhibition und Apathie (besonders ausgeprägt bei frontotemporaler Demenz) von Bedeutung (Levy et al. 1996).
Das NPI ist außerdem für die Untersuchung des Verlaufs psychopathologischer Veränderungen und die Kontrolle der Effektivität und Sicherheit von Medikamenten geeignet (Cummings 1997; De Deyn & Wirshing 2001). Es ist des Weiteren nicht auf den Einsatz bei dementiellen Erkrankungen beschränkt, sondern kann auch zur Diagnose psychopathologischer Veränderungen bei Patienten mit Hirnschädigungen aufgrund anderer Ätiologien (z.B. Schädel-Hirn-Traumata) eingesetzt werden (Cummings 1994).

Behavioral Assessment of the Dysexecutive Syndrome (BADS)

Eine Neuentwicklung stellt die Testbatterie „Behavioral Assessment of the Dysexecutive Syndrome" (BADS; Wilson et al. 1996) dar, mit der es möglich ist, sowohl alltagsnahe kognitive Defizite und behaviorale Probleme nach Hinschädigungen zu erfassen, als auch Vorhersagen über mögliche Schwierigkeiten eines Patienten im Alltag zu treffen.
Neben einer Reihe von kognitiven Tests beinhaltet die BADS Fragebögen mit 20 Items, die sich auf emotionale und motivationale Persönlichkeitsveränderungen beziehen. Dabei erfolgt sowohl eine Selbst- als auch Fremdeinschätzung. Die Items bestehen aus Aussagen wie z.B. „Es kümmert mich nicht, wie ich mich in bestimmten Situationen verhalten sollte" und werden auf einer 5-Punkte-Skala beantwortet. Die Fragen für den Patienten und die Bezugsperson sind identisch. Die Werte der Items werden getrennt für die Selbst- und Fremdbeurteilung aufaddiert und die Summenwerte verglichen. Dadurch ist es möglich, Diskrepanzen zwischen der Sichtweise des Patienten und der Bezugsperson aufzudecken, die eventuell durch eine mangelnde Einsicht des Patienten verursacht werden.

Die BADS eignet sich somit zur Diagnose von exekutiven Störungen bei hirnverletzten Patienten unabhängig von der Ätiologie. Dabei ist es möglich, Aussagen darüber zu treffen, inwieweit exekutive Störungen eventuell mit den Anforderungen des Alltags interferieren. Da es sich bei der BADS um ein relativ neues Messinstrument handelt, bleiben die Ergebnisse von Studien über den Einsatz der BADS bei der Planung und Evaluation von Rehabilitationsmaßnahmen abzuwarten.

Zusammenfassung und Ausblick

Neben kognitiven Veränderungen gehören Persönlichkeitsveränderungen zu den häufigsten Folgen von Hirnschädigungen. Sie treten nach SHT, Schlaganfällen und bei neurodegenerativen Erkrankungen auf. Die Persönlichkeitsveränderungen umfassen u.a. emotionale Labilität, Reizbarkeit, Apathie, Disinhibition, Euphorie, Ängstlichkeit und Depression. Diese entstehen durch eine komplexe Interaktion zischen dem Ort und Umfang der Hirnschädigung, prämorbiden Persönlichkeitsmerkmalen sowie den physischen und kognitiven Beeinträchtigungen. Des Weiteren spielen die Anforderungen der sozialen Umwelt und die Reaktion des Patienten auf die erlebten Beeinträchtigungen und die Veränderungen der Lebensführung eine wichtige Rolle.
Bezüglich der Lokalisation der Schädigung hat sich für das Auftreten und das Ausmaß von Persönlichkeitsveränderungen insbesondere die Beteiligung präfrontaler Areale als bedeutsam erwiesen.
Zur Diagnose stehen unterschiedliche Standardverfahren wie z.B. das BDI, das NPI und die BADS zur Verfügung. Mit diesen Instrumenten ist die Erfassung spezifischer Symptome und deren Verlauf möglich. Des Weiteren können sie einen wichtigen Beitrag zur Erfassung der Wirkung von Rehabilitationsmaßnahmen liefern.
Die Forschungsstudien über Persönlichkeitsveränderungen nach Hirnschädigungen stehen noch am Anfang. Im Mittelpunkt zukünftiger Arbeiten sollte insbesondere die Beziehung zwischen kognitiven (v.a. exekutiven) Störungen und Persönlichkeitsveränderungen sowie die Entwicklung und Evaluation angemessener Diagnoseinstrumente und Rehabilitationsmaßnahmen stehen. Diese Aspekte sind von hoher praktischer Relevanz, da Persönlichkeitsveränderungen den Rehabilitationserfolg von Patienten mit Hirnschädigungen in erheblichem Umfang beeinflussen können.

Literatur

Aarsland D, Andersen K, Larsen JP, Lolk A, Nielsen H, Kragh-Sorensen P (2001a) Risk of dementia in Parkinson's disease: a community-based, prospective study. Neurology; 56 (6): 730-6

Aarsland D, Cummings JL, Larsen JP (2001b) Neuropsychiatric differences between Parkinson's disease with dementia and Alzheimer's disease. International Journal of Geriatric Psychiatry; 16 (2): 184-91

Aarsland D, Tandberg E, Larsen JP, Cummings JL (1996) Frequency of dementia in Parkinson disease. Archives of Neurology; 53 (6): 538-42

Aikens JE, Reinecke MA, Pliskin NH, Fischer JS, Wiebe JS, McCracken LM, Taylor JL (1999) Assessing depressive symptoms in multiple sclerosis: is it necessary to omit items from the original Beck Depression Inventory? Journal of Behavioral Medicine; 22 (2): 127-42

Andersen G, Vestergaard K, Riis J, Lauritzen L (1994) Incidence of post-stroke depression during the first year in a large unselected stroke population determined using a valid standardized rating scale. Acta Psychiatrica Scandinavica; 90 (3): 190-5

Anderson SW, Bechara A, Damasio H, Tranel D, Damasio AR (1999) Impairment of social and moral behavior related to early damage in human prefrontal cortex. Nature Neuroscience; 2 (11): 1032-7

Beck AT (1987) Beck Depression Inventory. San Antonio, TX: The Psychological Corporation

Bickel H (1999) Epidemiologie der Demenzen. In: Förstl H, Bickel H, Kurz A (Hrsg): Alzheimer Demenz. Grundlagen, Klinik, Therapie. Heidelberg: Springer

Blonder LX, Bowers D, Heilman KM (1991) The role of the right hemisphere in emotional communication. Brain; 114 (3): 1115-27

Chow TW (2000) Personality in frontal lobe disorders. Current Psychiatry Reports; 2 (5): 446-51

Chung JA, Cummings JL (2000) Neurobehavioral and neuropsychiatric symptoms in Alzheimer's disease: characteristics and treatment. Neurologic Clinics; 18 (4): 829-46

Cohen-Mansfield J (1996) Assessment of agitation. International Psychogeriatrics; 8 (2): 233-45

Cummings JL (1997) The Neuropsychiatric Inventory: assessing psychopathology in dementia patients. Neurology; 48: 10-6

Cummings JL, Mega M, Gray K, Rosenberg-Thompson S, Carusi DA, Gornbein J (1994) The Neuropsychiatric Inventory: comprehensive assessment of psychopathology in dementia. Neurology; 44 (12): 2308-14

Daum I, Suchan B (2001). Neuropsychologische Beiträge zur Abgrenzung von Depression und Demenz. In: Lasar, M & Trenckmann U (Hrsg.). Aktuelle Aspekte der biologischen Psychiatrie. Dortmund: PsychoGen

Davidson RJ (1992) Anterior cerebral asymmetry and the nature of emotion. Brain and Cognition; 6: 245-68

Davidson RJ (1993) Cerebral asymmetry and emotion: Conceptual and methodological conundrums. Cognition and Emotion; 7: 115-138

De Deyn PP, Wirshing WC (2001) Scales to assess efficacy and safety of pharmacologic agents in the treatment of behavioral and psychological symptoms of dementia. Journal of Clinical Psychiatry; 62: 19-22

Devanand DP, Jacobs DM, Tang MX, Del Castillo-Castaneda C, Sano M, Marder K, Bell K, Bylsma FW, Brandt J, Albert M, Stern Y (1997) The course of psychopathologic features in mild to moderate Alzheimer disease. Archives of General Psychiatry; 54 (3): 257-63

Dilling H (2000) Internationale Klassifikation psychischer Störungen, Klinisch-diagnostische Leitlinien von Horst Dilling, Werner Mombour, Martin H. Schmidt Göttingen: Huber

Eslinger PJ (1998) Neurological and neuropsychological bases of empathy. European Neurology; 39 (4): 193-9

Folstein SE, Brandt J, Folstein MF (1990) Huntington's Disease. In: Cummings JL (Hrsg.) Subcortical Dementia. New York: Oxford University Press

Gass CS (1991) MMPI interpretation and closed head injury. A correction factor. Psychological Assessment; 3: 27-31

Gass CS (1992): MMPI-2 interpretation of patients with cerebrovascular disease: A correction factor. Archives of Clinical Neuropsychology; 7: 17-27

Gazzaniga MS, Ivry RB, Mangun GR (1998) The Cognitive Neurosciences. New York, London: W.W. Norton & Company Ltd.

Hathaway SR, McKinley, JC (1951) The Minnesota Multiphasic Personality Inventory manual (rev.). NY: The Psychological Corporation

Haupt M (1999) Behandlung nicht-kognitiver Störungen. In: Förstl H, Bickel H, Kurz A (Hrsg): Alzheimer Demenz. Grundlagen, Klinik, Therapie. Heidelberg: Springer

Kertesz A, Nadkarni N, Davidson W, Thomas AW (2000) The Frontal Behavioral Inventory in the differential diagnosis of frontotemporal dementia. International Journal of the Neuropsychology Society; 6 (4): 460-8

Kolb B, Wishaw IQ (1997) Neuropsychologie. Übersetzung herausgegeben von Monika Pritzel. Heidelberg, Berlin, Oxford: Spektrum Akademischer Verlag

Kurz A (1999) Verlauf und Bestätigung der Diagnose. In: Förstl H, Bickel H, Kurz A (Hrsg): Alzheimer Demenz. Grundlagen, Klinik, Therapie. Heidelberg: Springer

Leentjens AF, Verhey FR, Luijckx GJ, Troost J (2000) The validity of the Beck Depression Inventory as a screening and diagnostic instrument for depression in patients with Parkinson's disease. Movement Disorders; 15 (6): 1221-4

Levin BE, Llabre MM, Weiner WJ (1988) Parkinson's disease and depression: psychometric properties of the Beck Depression Inventory. Journal of Neurology, Neurosurgery and Psychiatry; 51 (11): 1401-4

Levy ML, Miller BL, Cummings JL, Fairbanks LA, Craig A (1996). Alzheimer disease and frontotemporal dementias. Behavioral distinctions. Archives of Neurology; 53 (7): 687-90

Lezak MD (1995) Neuropsychological Assessment. New York, Oxford: Oxford University Press

Lough S, Gregory C, Hodges JR (2001) Dissociation of social cognition and executive function in frontal variant frontotemporal dementia. Neurocase; 7 (2): 123-30

Malloy PF, Aloia M (1998) Frontal Lobe Dysfunction in Traumatic Brain Injury. Seminars in Clinical Neuropsychiatry; 3 (3): 186-194

Marsh GG, Hirsch SH, Leung G (1982) Use and misuse of the MMPI in multiple sclerosis. Psychological Reports; 51 (3): 1127-34

Masuhr KF, Neumann, M (1998) Neurologie. Stuttgart: Hippokrates

Mayberg HS, Moran TH, Robinson RG (1990) Remote lateralized changes in cortical [3H]spiperone binding following focal frontal cortex lesions in the rat. Brain Research; 516 (1): 127-31

McPeak LA, Stiers WM, Cope DN (2001) Disability evaluation following traumatic brain injury. Physical medicine and rehabilitation clinics of North America; 12 (3): 587-601

Mendez MF (1994) Huntington's disease: update and review of neuropsychiatric aspects. International Journal of Psychiatry in Medicine; 24 (3): 189-208

Meyerink LH, Reitan RM, Selz M (1988) The validity of the MMPI with multiple sclerosis patients. Journal of Clinical Psychology; 44 (5): 764-9

Miller BL, Gearhart R (1999) Neuroimaging in the diagnosis of frontotemporal dementia. Dementia and Geriatric Cognitive Disorders; 10: 71-4

Müller SR, Girace M (1988) Use and misuse of the MMPI, a reconsideration. Psychological Reports; 63 (2): 483-91

Noe S E, Irimia Sieira P, Pomares Arias EM, Martinez Vila E, Luquin Piudo MR (2001) Neuropsychiatric disorders in parkinson's disease. Review of Neurology; 32 (7): 676-681

Robinson RG, Starr LB, Lipsey JR, Rao K, Price TR (1984) A two-year longitudinal study of post-stroke mood disorders: dynamic changes in associated variables over the first six months of follow-up. Stroke; 15 (3): 510-7

Rolls E T, Hornak J, Wade D, McGrath J (1994) Emotion-related learning in patients with social and emotional changes associated with frontal lobe damage. Journal of Neurology, Neurosurgery and Psychiatry; 57: 1518-24

Rolls E T (1999) The brain and emotion. Oxford: University Press

Ruff RM, Camenzuli L, Mueller J (1996) Miserable minority: emotional risk factors that influence the outcome of a mild traumatic brain injury. Brain Injury; 10 (8): 551-65

Savoiardo M, Grisoli M (2001) Imaging dementias. European Radiology; 11 (3): 484-92

Schrag A, Jahanshahi M, Quinn NP (2001) What contributes to depression in Parkinson's disease? Psychological Medicine; 31 (1): 65-73

Sliwinski M, Gordon WA, Bogdany J (1998) The Beck Depression Inventory: is it a suitable measure of depression for individuals with traumatic brain injury? The journal of head trauma rehabilitation; 13 (4): 40-6

Spreen O, Strauss E (1991): A compendium of neuropsychological tests. New York: Oxford University Press

Stuss DT, Gow CA, Hetherington CR (1992) „No longer Gage": frontal lobe dysfunction and emotional changes. Journal of Consulting and Clinical Psychology; 60 (3): 349-59

Tandberg E, Larsen JP, Aarsland D, Laake K, Cummings JL (1997) Risk factors for depression in Parkinson disease. Archives of Neurology; 54 (5): 625-30

Thorpe L, Groulx B (2001) Depressive syndromes in dementia. Canadian Journal of Neurological Sciences; 28 (1): 83-95

Tucker DM, Watson RT, Heilman KM (1977) Discrimination and evocation of affectively intoned speech in patients with right parietal disease. Neurology; 27 (10): 947-50

Uekermann J, Daum I (2000) Neuropsychologische Veränderungen bei Depressionen. In: Lasar M & Trenckmann U (Hrsg.). Depressionen - Neue Befunde aus Klinik und Wissenschaft. Lengerich: Papst

Uekermann J, Daum I (2001) Assessment of neuropsychological functioning. In: Smelser NJ & Baltes PB. International Encyclopedia of the social and behavioral sciences. Oxford: Elsevier Science

Varney NR, Martzke JS, Robertts RJ (1987) Major depression in patients with closed head injury. Neuropsychology; 1: 7-9

Wagle AC, Ho LW, Wagle SA, Berrios GE (2000) Psychometric behaviour of BDI in Alzheimer's disease patients with depression. International Journal of Geriatric Psychiatry; 15 (1): 63-9

Wilson BA, Alderman N, Burgess PW, Hazel E, Evans, JJ (1996) Behavioral Assessment of the Dysexecutive Syndrome. Bury St Edmunds: Thames Valley Test Company

Das so genannte Böse - Die antisoziale Persönlichkeit

U. Trenckmann

Die Faszination des Bösen, Psychopathen machen Schlagzeilen

Oft entfalten sie gewinnende, charmante Seiten, ziehen andere langweilig-normale Menschen in ihren Bann. Wie eine Fleur du mal ist ihre Nähe gefährlich, weil ohne Rücksicht auf Verluste Psychopathen Menschen für ihre Interessen instrumentalisieren, gebrauchen und missbrauchen. Ohne jegliches schlechte Gewissen werden Partner, Freunde und Verbündete fallen gelassen, belogen und betrogen. Negative Reaktionen der mitmenschlichen Umwelt auf derartiges verantwortungsloses und rücksichtsloses Verhalten führt bei Psychopathen nicht zu einer Verhaltenskorrektur und zum Lernen aus Fehlern. Scham für das, was sie anderen angetan haben, ist ihnen fremd. Verantwortung für das eigene Tun, für Fehler und Untaten übernehmen Psychopathen nicht, schuld sind die anderen.
Die beschriebenen Einstellungen und Verhaltensweisen entsprechen weitgehend jenen Charakteristika, wie sie Cleckley 1976 in seinem Buch „The Mask of Sanity" beschrieb (3). Obwohl es keine allgemein akzeptierte Definition von Psychopathien gibt, waren es die Definitionen von Cleckley, vor ihm von Schneider und Koch, die den größten Einfluss auf die Konzeptualisierung des heute in der ICD-10 gebräuchlichen Begriffes der antisozialen Persönlichkeit hatten. Allen Bemühung um Operationalisierung zum Trotz ist die Definition

Antisoziale Persönlichkeit

–

Furcht und Faszination

- **als Junge in gewalttätige Prügeleien verstrickt**
- **quälte Tiere mit Brenneisen**
- **als Jugendlicher Dieb, war im Jugendstrafvollzug**
- **später Straftäter**

Abb. 1

antisozialer Persönlichkeiten immer noch merkwürdig unscharf, erkennt doch jeder Leser bei der oben genannten Charakteristik beispielsweise eine ganze Anzahl von Menschen aus seiner Nachbarschaft oder Kollegen aus seinem Arbeitsumfeld unschwer in dieser Typisierung wieder. Ist auch der Anteil antisozialer Persönlichkeiten hoch im Strafvollzug, so ist ihr Vorkommen ubiquitär. Die vorstehende Abbildung 1 gibt ein Beispiel.

Der kurze Abriss dieser Biographie lässt einige verallgemeinerungsfähige Merkmale antisozialer Persönlichkeiten erkennen:

Es handelt sich um einen Mann. Psychopathen in der Terminologie vergangener Jahrzehnte bzw. Menschen mit einer antisozialen Persönlichkeitsstörung sind häufiger männlich als weiblich, niemand weiß, warum.

Es gibt deutliche Verbindungen zwischen einem bestimmten Typus kindlicher Verhaltensstörungen und Psychopathie im Erwachsenenalter. Donald B. Black nannte sein 1999 erschienenes Buch über die antisozialen Persönlichkeiten „Bad boys, bad men" (1). Die nachfolgende Abbildung 2 zeigt schematisch den lebensgeschichtlichen Weg in die antisoziale Persönlichkeit. Zum einen sind es schwere kindliche Verhaltensstörungen, frühzeitig zutage tretendes antisoziales Verhalten, Gewaltbereitschaft und jugendliche Delinquenz, die in die antisoziale Persönlichkeitsstörung im Erwachsenenalter hineinführen.

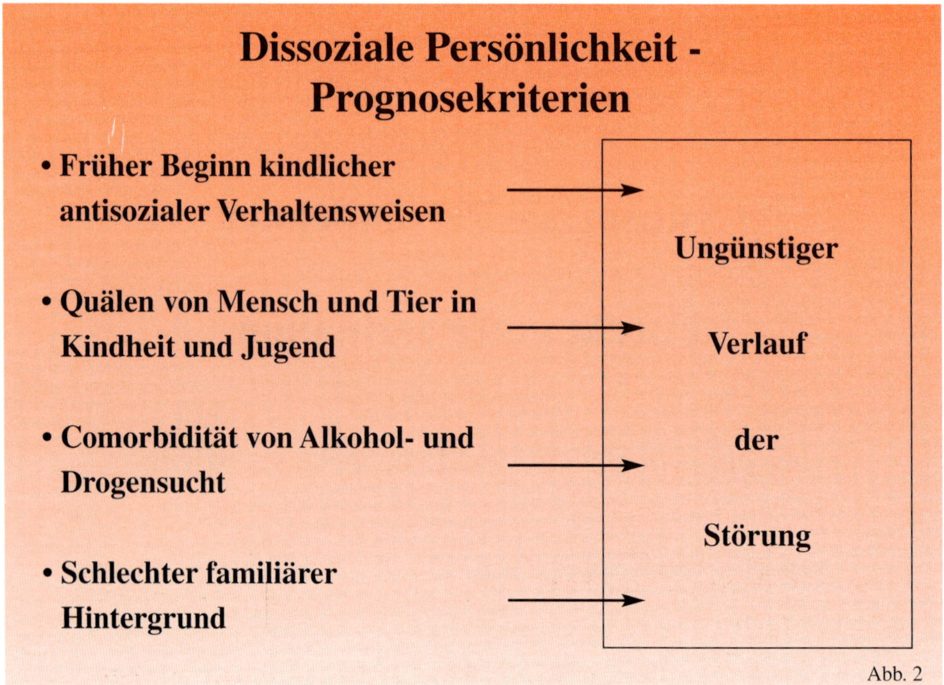

Abb. 2

Viele antisoziale Menschen haben eine Krankheitsgeschichte in der Kindheit von Aufmerksamkeitsdefizit bzw. Aufmerksamkeitsdefizit-Hyperaktivitätssyndrom. Mädchen mit den gleichen Störungen tendieren als erwachsene Frauen eher zur Ausbildung von histrionischen und Somatisierungsstörungen. Möglicherweise gibt es auch genetische Verbindungen.

Histrionische und Somatisierungsstörungen sind ungewöhnlich häufig bei weiblichen Verwandten von männlichen (antisozialen) Kriminellen.
Prä-, peri- und postnatal erfahrene (früh-)kindliche Hirnstörungen münden gleichfalls häufig im Erwachsenenalter in soziopathische und Impulskontrollstörungen ein. Allerdings finden sich bei dieser Gruppe im Sozialverhalten beeinträchtigter Menschen auch häufig intellektuelle Minderbegabung oder zumindest Teilleistungsstörungen. Auch andere hirnorganische Schädigungen können zu Verhaltensstörungen führen, die zumindest im psychopathologischen Querschnittsbild differentialdiagnostisch schwer von einer Psychopathie abgegrenzt werden können. Beispielsweise können Temporallappen-Epilepsien oder Stirnhirnsyndrome, z.B. nach Traumata, zu psychopathischen Verhaltensstörungen führen, ohne dass die Betroffenen dem Typus einer antisozialen Persönlichkeit zuzuordnen wären. Wie auch einer umfassenden psychiatrischen Erstdiagnostik bedarf es der gründlichen psychopathologischen Befunderhebung, der Betrachtung im Längsschnitt des Verlaufes von Krankheit und Störung und auch weiterführender Diagnostiken, in diesem Fall des Einsatzes von EEG und bildgebenden Verfahren. Die nachfolgende Abbildung 3 zeigt noch einmal die aufgezeigten drei Wege, wie psychische, soziale und organische Störungen des Kindes- und Jugendalters in eine antisoziale Persönlichkeitsstörung im Erwachsenenalter einmünden können.

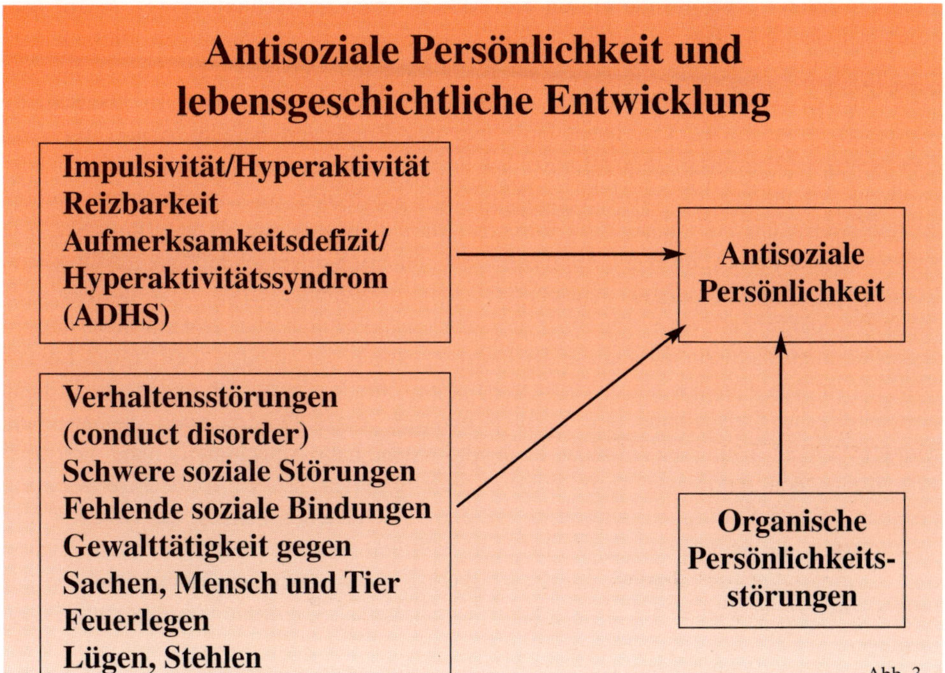

Abb. 3

Comorbidität der antisozialen Persönlichkeit

Die Comorbidität antisozialer Persönlichkeiten sei durch eine Kasuistik eingeführt. Patrick D. lernte ich als Gutachter in der Untersuchungshaft kennen. Er war beschuldigt, in über

400 Fällen Autos aufgebrochen und CD-Player, Radios, usw. ausgebaut zu haben. Das Geld habe er im Spielcasino verspielt. Patrick empfing den Gutachter sonnengebräunt, charmant, zuvorkommend, mit gewinnendem Lächeln und einladender Freundlichkeit. Sehr bereitwillig schilderte er einen schwierigen „unglücklichen" Lebensweg. Er entstammte einer englischen Unterschichtfamilie, Großvater und Vater waren, wie er später selbst, Berufs- bzw. Zeitsoldaten gewesen, waren im Ausland stationiert, kümmerten sich wenig um die daheimgebliebene Mutter und den Sohn Patrick. Der Großvater habe im Übermaß dem Alkohol zugesprochen, sei an Komplikationen der Alkoholsucht früh verstorben. Der Vater wurde als gewalttätig, autoritär, aggressiv und selbstherrlich beschrieben. Aus der Sicht des Begutachteten war er ein schrankenloser Egozentriker. Als Jugendlicher ist Patrick, der früh und ohne Abschluss die Schule in England verließ, Verkaufsgehilfe. Er kommt zum ersten Mal mit dem Gesetz in Konflikt wegen eines Vergewaltigungsdeliktes.

Patrick schildert die Situation so, dass er seinerzeit eigentlich der Verführte gewesen wäre. Die Verkäuferin, die im gleichen Ladenlokal wie er selbst beschäftigt gewesen sei, habe sich sehr einladend verhalten, wäre leicht gekleidet gewesen, habe ihn animiert und eigentlich sei es mehr einvernehmlich als widerstrebend zum Geschlechtsverkehr gekommen. Patrick, der seinen athletisch gebauten Körper auch in der Untersuchungssituation durch knappsitzende Hosen und Muscle-Shirt zur Geltung bringt, macht dem Gutachter deutlich, dass er es nicht nötig habe, Frauen zu vergewaltigen, diese kämen von selbst. Der Ärger mit der britischen Justiz habe mit sich gebracht, dass er sich auf 10 Jahre bei der britischen Armee verpflichtet habe und dann auch in Deutschland stationiert gewesen sei. Der harte Drill und das Reglement bei der Armee sei zwar eine Schinderei gewesen, aber offenbar hat Patrick in dieser Zeit gut funktioniert. Gelegentliche Alkoholexzesse habe es gegeben, diese seien aber rasch sanktioniert worden, beispielsweise mit Arrest, so dass ihm der Alkoholkonsum nie so entglitten sei, wie später nach der Zeit in der Army. Auch habe sein „innerer Schweinehund" nie die Oberhand gewonnen, er habe immer mal wieder Verstimmungszustände, teils gereizt-moroser, teils depressiv-apathischer Natur gehabt. In der Army habe er sich aber einfach nicht hängen lassen können, dadurch seien diese 10 Jahre eigentlich die stabilste Zeit seines Lebens gewesen. In den wenigen Jahren danach sei es mit ihm völlig bergab gegangen. Er habe einige Male in Deutschland den Versuch gemacht, einer Erwerbsarbeit nachzugehen. Morgens sei er dann einfach nicht hochgekommen, habe verschlafen, habe sich aber gleichzeitig den Anraunzer vom Meister nicht gefallen lassen, sondern Widerworte gegeben. Wegen Streitigkeiten habe er bei den verschiedenen Firmen die Brocken hingeschmissen, die deutsche Freundin habe ihn offenbar wegen seiner Gereiztheit, Unstetheit, Aggressivität und dem wachsenden Alkoholkonsum verlassen. Er sei dann an das Glücksspiel geraten, er habe Geld gebraucht und deshalb die Serie von Autoaufbrüchen begangen.

Die Kasuistik von Patrick lässt einige Regelhaftigkeiten in der Entwicklung antisozialer Persönlichkeiten und typischer Comorbidität erkennen. Im Umfeld von Menschen mit antisozialer Persönlichkeit gibt es oft männliche Verwandte, Väter mit ähnlich gelagerten Störungs- und Verhaltensmustern. Familienstudien haben gezeigt, dass fast 20% von Erstrangverwandten gleichfalls antisoziale Störungen aufweisen, 25-30% Suchtverhalten zeigen (5).

Wie so häufig bei der psychiatrischen Betrachtung von Anlage- und Umweltfaktoren gibt es allerdings beim Einzelnen immer wieder offenbar beide Wege in die antisoziale Persönlichkeitsstörung. Genetische Faktoren spielen ebenso eine Rolle wie Umweltfaktoren. Üblicherweise gibt es Adoptionsstudien, um genetische Faktoren von Umweltfaktoren zu trennen. Psychiatrische Genetiker verfolgen dann den Lebensweg von adoptierten Kindern psychisch gestörter Eltern oder auch die Entwicklung von Zwillingen. Raymond Crowe, ein Psychiater der Universität von Iowa, verfolgte den Lebensweg von 52 adoptierten Kindern, die von 41 weiblichen Kriminellen geboren wurden und in sozial unauffälligen Familien heranwuchsen. 6 Kinder, d.h. 13% der Stichprobe, wurden als Erwachsene später als antisoziale Persönlichkeiten diagnostisch eingeordnet, gegenüber 2% bei einer Kontrollgruppe (4).

Auffällig an Patricks Lebensweg ist die frühzeitige sexuelle Delinquenz. Antisozial gestörte Menschen sind forensisch-psychiatrisch durch Eigentums- und Gewaltdelikte auffällig. Als Sexualstraftaten werden häufig Vergewaltigungsdelikte angeklagt (2).

Menschen mit antisozialer Persönlichkeit weisen wie Patrick D. häufig comorbide psychiatrische Störungen auf. Auffällig ist der Konsum von Alkohol und illegalen Drogen, ebenso pathologisches Spielen. Weniger augenfällig, gleichwohl häufig findet sich die Neigung zu reizbaren Verstimmungszuständen oder andersgearteten psychiatrischen Störungen im affektiven Bereich. Überproportional häufig finden sich zudem Somatisierungsstörungen. Die nachfolgende Abbildung 4 zeigt schematisch das Comorbiditätsspektrum der dissozialen Persönlichkeit.

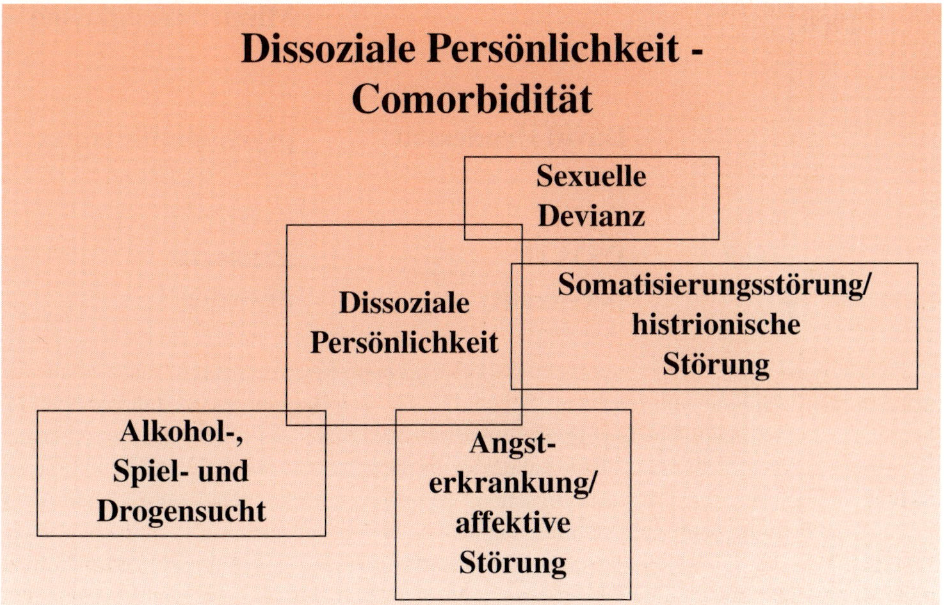

Abb. 4

Geschichte

Die Geschichte antisozialer Persönlichkeiten ist vermutlich so alt wie die Geschichte der Menschheit selbst. Psychiatrie gibt es seit 200 Jahren als eine Spezialdisziplin der Medizin. In Deutschland war es Kochs dreibändige Monographie „Die psychopathischen Minderwertigkeiten“, die zu Ausgang des 19. Jahrhunderts das zeitgenössische Wissen um die Psychopathien zusammenfassten. Koch selbst unterschied noch angeborene und erworbene Psychopathien, ebenso dauerhafte wie vorübergehende psychopathische Zustände. Die nachfolgende Abbildung 5 gibt in einer kurzen Zeittabelle unterschiedliche Benennungen der im Grunde gleichen Persönlichkeits- und Verhaltensstörung zu verschiedenen Zeiten wieder.

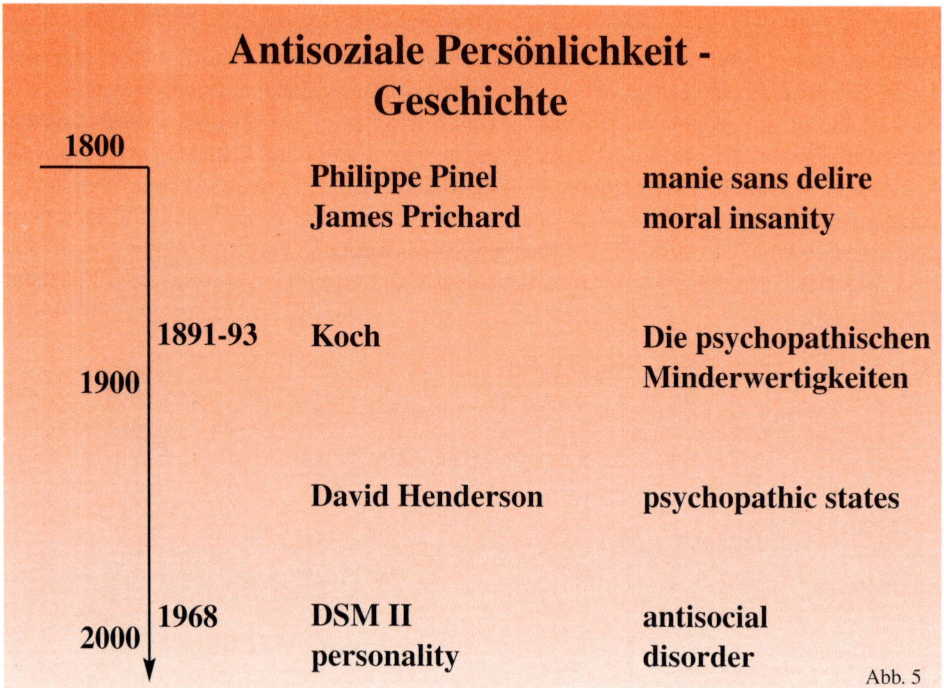

Abb. 5

In Deutschland wurde der Psychopathiebegriff bald nach Koch eingeengt, man verstand in der Ära von Emil Kraepelin und Kurt Schneider, d.h. von Beginn des 20. Jahrhunderts bis in die 70er Jahre hinein, Psychopathien als andauernde, mehr oder minder statische Formen „missratener Persönlichkeiten“. Kurt Schneider entwickelte eine anschauliche Typologie der Psychopathien, die nach hyperthymischen, depressiven, selbstunsicheren, fanatischen, geltungsbedürftigen, stimmungslabilen, explosiven und gemütsarmen Psychopathen unterscheidet. Diese ursprünglich psychologisch-deskriptiv verfasste Typologie verkam bald zu einer wertenden-abwertenden Etikettierung, dies natürlich einmal mehr, weil Psychopathen als störende Menschen empfunden wurden. Kurt Schneider postulierte: „Psychopathologische Persönlichkeiten sind Persönlichkeiten, die an ihrer Abnormität leiden oder unter deren Abnormität die Gesellschaft leidet“ (6). „Die Abweichung im Charakter und Verhalten ist primär, das störende sozial Negative ist etwas Sekundäres“ (ebd., S. 5). Auch nach den die deutsche Psychiatrie über Jahrzehnte prägende Vorstellungen von Kurt Schneider spielten beim Zustandekommen von Psychopathien Anlagefaktoren ebenso eine Rolle wie die Umwelt. Merkwürdig ambivalent war und ist die Einstellung Schneiders, der nachfolgenden Psychiatergenerationen und auch für uns heutigen in der Einordnung von antisozialen Persönlichkeiten als krankheitswertigen Störungen. Kurt Schneider schreibt dazu: „Es besteht keinerlei sachliche Veranlassung, die abnormen, psychopathischen Persönlichkeiten krankhaft zu heißen“, da es „Krankheit nur im Körperlichen“ gäbe (ebd., S. 9). Am Beispiel des Psychopathiebegriffes kann in fast exemplarischer Weise das Dilemma des psychiatrischen Krankheitsbegriffs deutlich gemacht werden. Auf der einen Seite spricht genetische Forschung für das Vorliegen von Erb- und Anlagefaktoren, Familienforschung für die Bedeutung von Umwelt- und Erziehungseinflüssen. Auch gibt es Überschneidungen mit vielfältigen anderen psychiatrischen Störsyndromen, wie sie im Abschnitt über die Comorbidität der antisozialen Persönlichkeit angerissen wurden. Gleichwohl ist man beispielsweise aus der forensisch-psychiatrischen Perspektive in aller Regel nicht bereit, Menschen mit einer antisozialen Persönlichkeit zu exkulpieren. Zwar findet sich in den psychiatrischen Merkmalen der §§ 20, 21 Strafgesetzbuch der Begriff der „schweren anderen seelischen Abartigkeit“, jedoch verhilft auch dieser sehr herabsetzende und vorverurteilende Terminus den „Psychopathen“ in aller Regel nicht zu einer verminderten oder aufgehobenen Schuldfähigkeit. Auch die Psychiatrie scheint die Zwiespältigkeit vieler anderer Menschen gegenüber der antisozialen Persönlichkeit zu teilen. Auf der einen Seite gibt es eine Anziehung,

Psychopathische Konstitutionen nach Homburger Abb. 6

Gruppe 1 Abarten der einfachen formalen Persönlichkeitsanlagen				Gruppe 2a Abarten der Anlagen der einfacheren Ich-Umweltbeziehungen		Gruppe 2b Abarten der Anlagen der komplexeren Ich-Umweltbeziehungen		Asoziale Sonderformen „Lebensformen“
Abarten der Anlage der Lebensgrundstimmung	*Hyperthymische* Hypomanische, Frohgestimmt-aktive	Quantitative Abarten des Leistungsantriebs und Qualitative Abarten des Leistungsablaufs im Sinne des Lebenstempos	*Impulsive* Antriebsreiche Regsame, Antriebsreiche Unruhige, Erethische, Hastige	Abarten des Wirklichkeitssinnes	*Phantasten* Lügner, Schwindler	Abarten vorwiegend der Leistungsfähigkeit, Tragfähigkeit und Ausgleichsfähigkeit	*Asthenische* Reizbar-Schwache Neurasthenische, Gemütsweiche, Ängstlich-Unsichere, Infantile, Psychasthenische (Zwangskranke, Hypochonder)	*Triebhaft Abnorme* *„Geborene“* *Dirnen*
	Depressive Trübgestimmte, Freudlose		*Indolente* Antriebsarme, Torpide, Träge	Abarten der Anlage zum Bilden und Festhalten von Lebenszielen	*Willensschwache* *Haltlose* *Fanatiker*			*Hochstapler* *Landstreicher*
Endogene und Exogene Abarten des Stimmungsablaufs	*Periodiker* Zyklothyme, Verstimmte Epileptoide	Abarten der Reagibilität (Reaktionsbereitschaft und -intensität)	*Explosible* Reizbare, Epileptoide, Primitive Gewalt u. Affektmenschen	Abarten der Anlage der sozialen Gefühlsbeziehungen	*Gemütsarme* Gemütslose, Gesellschaftsfeinde	Abarten vorwiegend der Differenziertheit und Einheitlichkeit des seelischen Gefüges	Überdifferenzierte, Sensitive, Einseitig-Begabte, Frühreife	*Verbrecher*
	Stimmungslabile Verstimmbare				*Geltungssüchtige* Hysterische			*Abenteurer* *Herrenmenschen*

die das Faszinosum Psychopathie auf den „Normalen“, auf den „Gesunden“ ausübt. Auf der anderen Seite auch eine Scheu, sich allzu sehr diagnostisch oder gar therapeutisch mit ihm einzulassen. Lange Zeit bevorzugte deshalb die Psychiatrie, auch in ihrer Geschichte, die distanzierte und distanzierende Perspektive des deskriptiven Psychopathologen. Die Typologisierung der Psychopathen wurde mit der Akribie eines Botanikers, der das Pflanzenreich nach bestimmten Merkmalen ordnet, betrieben. Als Beispiel sei in der vorstehenden Abbildung 6 die psychopathische Konstitution nach Homburger wiedergegeben.

In den psychiatriegeschichtlich bedeutsamen Bemühungen um eine Typisierung psychopathischer Störungen fehlte auch nicht die hirnlokalisatorische Schule um Werneke, Kleist und Leonhard. Die nachfolgende Abbildung 7 stellt eine Synopsis der Ordnungsversuche der Psychopathien anhand bestimmter Hirnlokalisationen dar.

Einteilung der Psychopathen auf hirnlokalisatorischer Grundlage

Wernicke, Kleist, Leonhard

Hirnlokalisation	Ichbewusstsein	Psychopathische Persönlichkeitseigenschaften
Hirnstamm Höhlengrau 3. Ventrikel	Somatopsyche	Hysterisch, impulsiv, sexuell abnorm
Thalamus, Pallidastriatum	Thymopsyche	Stimmungslabil, ängstlich, zornesmütig, gemütslos
Großhirn, insbesondere Frontalhirn	Autopsyche	Mitleidslos, selbstsüchtig, haltlos, zwanghaft, expansiv, querulatorisch, fantastisch, sensitiv

Abb. 7

Die psychiatrischen diagnostischen Systeme der Vergangenheit sind in den 70er und 80er Jahren des 20. Jahrhunderts vielfach kritisiert worden. Es galt damals das Bonmot, wenn zwei Psychiater einer Meinung seien, wäre einer von beiden gar kein Psychiater. Den Ausweg aus dem babylonischen Sprachwirrwarr boten international vergleichbare, standardisierbare und objektivierbare Diagnosesysteme, die schrittweise entwickelt wurden. Wegen der großen Diskrepanz zwischen dem (Fehl-) Verhalten von Menschen mit antisozialer Persönlichkeit zu den geltenden Normen wurde aus dem Psychopath eine Zeitlang der Soziopath. Es war schon bemerkenswert, dass ein psychiatrisches Klassifikationssystem sozial abweichendes Verhalten zum Hauptmerkmal einer Störungsgruppe machte. Zudem wurde das diagnosti-

sche Etikett Soziopath beispielsweise in der Psychiatrie der „DDR" rasch zum Passepartout, um regimekritische Abweichler zu diffamieren.
Letztlich ist auch die heutige Definition in der internationalen Klassifikation psychischer Störungen, ICD-10, für die antisoziale bzw. dissoziale Persönlichkeitsstörung problematisch wegen der Unschärfe der verwandten Begriffe und weil keine Quantifizierungen vorgenommen werden. Die nachfolgende Abbildung 8 fasst noch einmal die wesentlichen Merkmale der dissozialen Persönlichkeitsstörung bzw. der antisocial personality disorder zusammen.

Dissoziale Persönlichkeitsstörung (ICD 10: F 60.2)
Antisocial Personality Disorder

- **Mangel an Empathie (lack of empathy)**
- **Verantwortungslosigkeit (irresponsibility)**
- **Geringe Frustrationstoleranz, Gewaltbereitschaft (impulsiveness, aggression)**
- **Fehlendes Schuldbewusstsein (unreliability)**
- **Kaum Lernen aus Erfahrung (failure to learn from experience)**
- **Gesteigerte Reizbarkeit (irritability)**

Abb. 8

Prognose

Ist schon der Begriff der antisozialen Persönlichkeit unscharf definiert, so sind natürlich auch alle Untersuchungen über den Verlauf mit gewissen Unwägbarkeiten behaftet. Generell scheint das zu gelten, was für viele andere psychiatrische Störungen auch zutrifft: Je früher der Beginn von Störung des Sozialverhaltens, je geringer der Aufbau sozialer Bindung in der Kindheit und um so zeitiger in der Lebensgeschichte eines Menschen sich Gewalt gegen Sachen und Personen manifestiert, desto schlechter der Verlauf auch im Erwachsenenalter.
Ähnlich allgemein gilt für viele psychiatrische Störungen die Aussage, dass Komplikation einer psychischen Störung durch eine zweite oder dritte weitere die Gesamtprognose zumeist verschlechtert. Dies scheint auch für die antisoziale Persönlichkeit zuzutreffen.

Hilflose Helfer

Üblicherweise beinhaltet eine Übersichtsarbeit zu einer psychiatrischen Störung einen Abschnitt über Therapie. In der Vergangenheit ist einiges, wenn auch nicht allzu viel verglichen mit der Größe des Problems, probiert worden. In den mittleren Jahrzehnten des 20. Jahrhunderts gab es einige Versuche der Psychoanalyse, letztendlich bei wenigen ausgewählten Fällen. Am bekanntesten ist August Aichhorns „Verwahrloste Jugend: Die Psychoanalyse in der Fürsorgeerziehung." Aichhorns zehn Vorträge zur ersten Einführung in dieses Thema erlebten mehrere Auflagen und waren mit einem Geleitwort von Sigmund Freud versehen. In den letzten Jahrzehnten reklamierten verhaltenstherapeutische und kognitive Ansätze ihre Praktikabilität und Effektivität. Durch das zumeist manualisierte und semistandardisierte Vorgehen schienen größere Gruppen erreichbar. Stephen Wong aus Saskatoon, Kanada, sieht in seiner Übersichtsarbeit „Psychopathic offenders" eine ziemlich ernüchternde Bilanz (7). Die meisten veröffentlichten Studien weisen methodisch erhebliche Mängel auf. Die Effizienz vieler Programme ist fragwürdig. In einigen Fällen schien es sogar so, als hätten antisoziale Straftäter in negativer Weise von den übenden Angeboten profitiert. Sie waren am Ende noch sozial manipulativer als ohnehin schon und setzten neugewonnene soziale Fähigkeiten und Techniken ein, um eigene Bedürfnisse unter Umständen auch auf kriminelle Weise zu befriedigen. Vom Autor dieses Beitrags sind einige einfache Regeln aufgestellt worden, an denen sich effiziente Programme in der sozialen Therapie von dissozialen Persönlichkeiten messen lassen müssen. Eine weitere Kasuistik soll zeigen, was man im Umgang mit Psychopathen alles falsch machen kann: Murat Ö. ist seit mehr als 4 Jahren im Strafvollzug. Weil er bald 2/3 seiner Haftstrafe erreicht hat, stand seine gutachterliche Untersuchung an, um zu überprüfen, inwieweit die bei den erheblichen Straftaten zu Tage getretene Gefährlichkeit und kriminelle Energie fortbesteht.

Murat ist in wohlbehüteten Familienverhältnissen in einer orientalischen Großstadt geboren. Wegen eines politischen Umsturzes verließen Eltern und Geschwister mit ihm als dem Jüngsten einer vielköpfigen Familie die Heimat, als Murat 12 Jahre alt war. Dem Willen der Eltern nach war Murat zu Hause der „Kronprinz", lieb, gewinnend, charmant, ein Junge und später ein Mann mit einem „goldenen Herzen" nach Auffassung der Herkunftsfamilie. Entsprechend der Möglichkeiten der Eltern bekam Murat fast jeden Wunsch erfüllt. In Deutschland schaffte er es, trotz überdurchschnittlicher Intelligenz bester deutscher Sprachkenntnisse und einem nahezu perfektem Ausdruck auch in der Schriftnorm nicht, einen Schulabschluss zu erreichen. Bereits als 18-Jähriger verschafft er sich einen Gewerbeschein als Privatdetektiv, betreibt zeitweilig eine Detektei mit 20 Angestellten, ein orientalisches Lokal und eine Bar. Murat fährt teure Autos, glänzt mit seinem Geld auch in der Verwandtschaft, die zumeist im akademischen Bereich tätig ist. Frauen macht er sich durch seinen Charme, sein Geld, aber auch durch Gewalt und Einschüchterung an großer Zahl gefügig. Murat betreibt mit seinen angestellten Detektiven ein Netzwerk illegaler Aktivitäten, angefangen von Schutzgeldzahlung über Erpressung, über das Eintreiben von Schulden bis hin zu Aktivitäten im Rotlicht-Milieu. Erste Ermittlungen führten nur sehr kurzzeitig zu zweimaliger Untersuchungshaft von 4 bzw. 6 Wochen. Immer wieder versteht es Murat, gewitzt mit guten Anwälten eine gewisse Eigenträgheit der Justiz ausnutzend, sich aus der Affäre zu ziehen. Die Eltern erfahren erst jetzt von einigen Aktivitäten, wobei Murat es versteht, sich als Opfer und weniger als Täter darzustellen. Diese Sicht übernehmen die Eltern letztlich bis heute. Sie helfen Murat wiederholt auch finanziell mit großen Beträgen bis an die Grenze ihrer Möglichkeit aus Schwierigkeiten. Murat gerät wegen immer neuer sich in ihrer Intensität steigernder Straftaten wiederholt in das Visier von Ermittlern. Er reagiert noch reizbarer und explosiver, als es ohnehin schon seiner Natur entspricht. In dieser Zeit konsumiert er auch Drogen, Haschisch zur Beruhigung, Ecstasy zur Stimulation. Nach mehrjähriger Ermittlung werden schließlich Dutzende von Straftaten angeklagt und es wird eine Gesamtfreiheitsstrafe von fast 7 Jahren gebildet. Dabei kommt Murat noch zugute, dass er letztlich Ersttäter ist. Im Strafvollzug tyrannisiert er Mitgefangene, ist ein „Klein"-König im Knast, weil er nicht zuletzt durch die sehr großzügige Unterstützung der Eltern auch über dort einige finanzielle Mittel verfügt. Dadurch muss er nicht wie die meisten Mitgefangenen arbeiten, will dies auch nicht, schützt verschiedene körperliche Beschwerden vor, obwohl er sich gleichzeitig durch Body-Building in bester körperlicher Verfassung erhält. Einige Gespräche des Anstaltspsychologen enden mit beidseitiger Frustration, Murat wird nicht müde, mit einer Vielzahl klug formulierter und anwaltlich sekundierter Eingaben, Beschwerden und Briefe Strafvollzug, Justiz und Petitionsausschüsse zu beschäftigen. Dabei liegt er durchaus geschickt den Finger in die Wunde verschiedener wenig stimmiger Abläufe im Strafvollzug. Er versteht es auch gut, zu spalten, d. h. den einen gegen den anderen auszuspielen. Nach 4 Jahren im Strafvollzug wird ihm eine Gesprächsgruppe für Gewalttäter angeboten. Dies lehnt Murat ab mit der Begründung, das hätte man ihm am Anfang, nicht erst gegen Ende der Inhaftierung anbieten sollen. Mittlerweile seien seine Erinnerungen an die Tat verblasst und er habe sich aus eigener Kraft geläutert, zumal er auch vom Islam zum Christentum konvertiert sei. In schwärmerischer, manchmal auch fanatischer Weise verfasst Murat religiöse Traktate, absolviert über eine Fernakademie ein Bibelstudium und versucht, Mitinhaftierte zu missionieren. Therapeutische Gespräche auch über den früher betriebenen Drogenmissbrauch lehnt er mit Verweis auf seine neu gewonnen Stabilität und innerer Läuterung ab.

Die Kasuistik von Murat sollte typisch und im Grunde auch vergleichsweise leicht vermeidbare Fehler im Umgang mit antisozialen Persönlichkeiten aufzeigen.

Die Eltern: In den Augen seiner Eltern ist Murat bis heute ein lieber Junge, Opfer, nicht Täter. Seine Taten werden von den Eltern bis heute kleingeredet, er ist in ihren Augen der Verführte und nicht der Verführer. Im Umgang mit den Problemen antisozialer Persönlichkeit hilft nur schonungslose Offenheit. Das Problem hat einen Namen: Murat ist Verbrecher. Seine Verbrechen wiegen schwer. Zumindest sollte ernsthafte und nachhaltige Versuche gemacht werden, die Eltern aus ihren Illusionen in die Realität zu bringen. Eine Realität, die dann nicht nur akzeptiert werden müsste, sondern auch Verhaltenskonsequenzen nach sich zöge. Verwöhnung bis heute ist ebenso falsch, wie ein Eingehen auf Murats manipulative „Spielchen". Besonders schwierig ist das Problem bei Partnerinnen und Kinder gewalttätiger männlicher Psychopathen. Im Grunde genommen kann auch hier wie so oft in der Psychiatrie nur Klarheit und Eindeutigkeit helfen. Es ist die Rolle professioneller Helfer, Hilflose vor der Gewalt antisozialer Persönlichkeiten zu schützen. Das ist allerdings oft einfacher gesagt als getan. Oft gibt es merkwürdige codependente Verhaltensweisen, vor allem bei weiblichen Partnern männlicher antisozialer Persönlichkeiten.

Die Eltern, die Justiz und der Strafvollzug

Bei antisozialen Straftätern hilft wenig. Was allerdings belegt ist, ist die Effizienz von kurzen konsequent nachvollzogenen Strafen von 1-2 Jahren. Strafrechtliches Fehlverhalten antisozialer Persönlichkeiten sollte möglichst rasch und energisch geahndet werden. Über Jahre waren Murats kriminelle Aktivitäten bekannt. Immer wieder konnte er sich Konsequenzen durch Winkelzüge entziehen. Letztendlich zum Schaden Vieler und auch um den Preis, dass Verhaltenskorrekturen bei ihm selbst nicht oder allenfalls mehrere Jahre später auf dem Weg gebracht werden können.

Der betroffene Murat sieht sich bis heute als Opfer, nicht als Täter. Er lässt kein Lernen aus Fehlern erkennen, die wenigen Einsichten wirken wie Lippenbekenntnisse. Behandlung, Erziehung und Bestrafung sollten dem Ziel untergeordnet sein, dass Menschen mit einer antisozialen Persönlichkeit in einem möglichst hohen Maß Einsicht in ihren Anteil an ihren eigenen Fehlverhaltensweisen gewinnen. Ihr riskanter Lebensstil sollte aufgearbeitet werden, die Bereitschaft zur Gewalt, zur Kriminalität, übermäßiger Impulsivität und zu heftigem Ärger Thema werden. Es sollten präventive Strategien mit den Betroffenen zusammen erarbeitet werden, beispielsweise mit dem Ziel, schwierige soziale Situationen beizeiten zu erkennen und alternative Verhaltensstrategien gegenüber den Fehlverhaltensweisen der Vergangenheit zu entwickeln. Eine Anzahl von Menschen mit antisozialer Persönlichkeit beklagen eine Neigung zu Ärger, Reizbarkeit, Verstimmungszuständen und Depression. Hier bieten sich spezifische Interventionen, unter anderem auch psychopharmakologisch an. Besonders problematisch ist wie bereits oben erwähnt die Comorbidität antisozialer Persönlichkeiten mit dem Missbrauch illegaler Drogen und der Alkoholsucht. In einem solchen Falle bedarf es suchtspezifischer therapeutischer Programme.

Die oben genannten allgemeinen Prinzipien effizienten Umgehens und eines wenigstens einigermaßen erfolgsversprechenden Zugangs erfordern Zeit. Die Motivation von Menschen mit antisozialer Persönlichkeit zur Therapie ist bestenfalls schwankend, oft gering, meist sind es extrinsische Faktoren wie Bewährungsauflagen oder bestimmte Behandlungsangebote im Strafvollzug, die Betroffene zur Behandlung „motivieren". Die Behandlung kann auch psychopharmakologisch unterstützt werden. Es gibt verschiedene Studien und Berichte zur Wirksamkeit der neueren Neuroleptika, vor allen Dingen bei Zielsymptomen wie Ruhelosigkeit, Aggressivität, Impulsivität, Irritabilität, Selbstbeschädigung und Explosivität.

Bei der Neigung zu reizbaren Verstimmungszuständen sind gelegentlich Antidepressiva zumeist vom Typ selektiver Serotonin-Wiederaufnahmehemmer indiziert. Im Allgemeinen ist allerdings deren Effekt gerade bei dieser Personengruppe von unseren eigenen Beobachtungen erstaunlich gering. Dies einmal mehr, wenn es eine Vorgeschichte mit Drogenmissbrauch gibt.

Berichte gibt es auch über den Einsatz von Stimmungsstabilisatoren wie Lithium, Carbamazepin und Valproinsäure. Auch hier sind unsere eigenen Erfahrungen eher mäßig. Dies wohl auch einmal mehr, weil mögliche stimmungsausgleichende „antiaggressive" Effekte von den Betroffenen selbst oft gar nicht in dem Maße angestrebt sind wie von Betreuern und Therapeuten. Da stimmungsstabilisierende Medikamente zudem eine hohe Zuverlässigkeit in ihrer Einnahme voraussetzen, die zumeist bei dieser Personengruppe nicht gegeben ist, gibt es vermutlich nur einige wenige dissozial gestörte Menschen, die darauf zurückgreifen.

Ein spezielles Problem bilden Überschneidungen bzw. Übergänge zwischen Aufmerksamkeitsdefizit-Überaktivitätssyndrom und antisozialer Persönlichkeit. In diesem Falle empfiehlt sich Methylphenidat (z.B. Ritalin®) oder modernere Weiterentwicklungen dieser Substanzklasse.

Ausblick

Durch die Beschäftigung mit der antisozialen Persönlichkeit begibt sich die Psychiatrie in ein Grenzland. Der unwegbare Pfad in ein Borderland (Grenzland) ist gefährlich, herausfordernd, bringt manchmal Gewinn, oft scheitert er. Im besten Falle erschließt sich ein faszinierender Grenzbereich psychiatrischen Handelns, durchaus nicht ohne Reiz. Nicht zuletzt im Rahmen gutachterlicher Fragestellungen ist der Psychiater oft auf diesen Weg gezwungen. Die Zukunft wird zeigen, ob psychopathische Persönlichkeitsstörung auf Dauer ein Grenzbereich bleiben wird. Auch anders geartete Persönlichkeitsstörungen schienen in der Vergangenheit wenig ergiebig, vor allen Dingen mit Blick auf frühere geringe neurobiologische Kenntnisse, kaum vorhandene Möglichkeiten der Psychopharmakologie und unzureichende Interventionstechniken der Psychotherapie. Beispielsweise war über Jahrzehnte fast kein Zugang zu Menschen mit Zwangsstörungen zu erzielen. Auch sie blieben in einem Randbereich. Das hat sich heute gründlich gewandelt. Effiziente Hilfen sind möglich, erreichen mehr und mehr Betroffene. Über einen verbesserten Zugang zur antisozialen wird sicherlich nicht das „Böse" aus der Welt kommen, aber es wird vielleicht die Möglichkeit geben, extrem antisoziales Fehlverhalten zu korrigieren, Leid von Betroffenen, ihren Familien zu wenden, aber auch die Gesellschaft von erheblichen Folgen zu entlasten. Letztlich geht ein Gutteil heutzutage verübter Gewalt- und Eigentumskriminalität, aber auch sexueller Delinquenz auf das Tun antisozialer Persönlichkeiten zurück. Allein aus diesem Grund lohnt die Beschäftigung mit dem Thema.

Literatur

1. **Black** DW (1999) Bad boys, bad men. New York: Oxford University Press
2. **Blackburn** R (1993) Violence, crime and mentally disordered offenders. Concepts and methods of effective treatment in prevention. Chichester: Wiley
3. **Cleckley** H (1976) The Mask of Sanity. St. Louis: M. V. Mosby
4. **Crowe** R: An adoption study of antisocial personality. Archive of General Psychiatry, 31: 784-791
5. **Dinwiddie** SH, Reich, Th: Attribution of antisocial symptoms in co-existent antisocial personality disorder and substance abuse. Comprehensive Psychiatry, 34: 235-242
6. **Schneider** K (1940) Die psychopathischen Persönlichkeiten. Wien: F. Deutiger, veränderte Auflage, S.3
7. **Wong** S (2000): "Psychopathic offenders". In: Hodgins S, Müller-Isberner R: „Violence, crime and mentally disordered offenders. Concepts und methods of effective treatment and prevention." Chichester: J. Wiley & Sons, 87-102

Diagnose und Therapie von Angst- und Zwangsstörungen

B. Bandelow

Einleitung

Angststörungen gehören zu den häufigsten psychiatrischen Erkrankungen. Es werden folgende Lebenszeitprävalenzen angegeben: Panikstörung mit oder ohne Agoraphobie 8.8%, generalisierte Angststörung 5.1%, soziale Phobie 13.3%, spezifische Phobie 11.3%, Zwangsstörung 2.5% (5, 6).

Die Ätiologie der Angsterkrankungen wird kontrovers diskutiert. Es erscheint wahrscheinlich, dass Angsterkrankungen dann entstehen, wenn eine Vulnerabilität im Sinne einer erhöhten Angstbereitschaft besteht und äußere Faktoren hinzukommen. Zu diesen äußeren Einflüssen können traumatische Kindheitserfahrungen, Erziehungsstile, belastende Lebensereignisse (wie z. B. Ehescheidung), Modellernen, Fehlkonditionierungen (im Sinne der Verhaltenstheorie) und andere gehören. Für die Vulnerabilität können genetische Faktoren bestimmend sein, die sich in neurobiologischen Veränderungen des Zentralnervensystems äußern. Zu den neurobiologischen Veränderungen, die bei Angstpatienten gefunden wurden, gehören auch Dysfunktionen der Serotonin- und Noradrenalin-Neurotransmission.

Diagnostik

Die Tabelle 1 zeigt die Einteilung der Angststörungen nach ICD-10 (International Classification of Diseases [7]).

Am Anfang der Diagnostik steht das ärztliche Gespräch. Die von Angstpatienten geschilderten körperlichen Ausdrucksformen der Angst, wie zum Beispiel Herzrasen, Engegefühl in der Brust, Luftnot, Schwindel, Parästhesien u. a., machen es notwendig, dass zunächst organische Krankheitsbilder (z. B. eine koronare Herzkrankheit) ausgeschlossen werden, bevor die Diagnose einer Angsterkrankung gestellt werden kann. Bei der Differenzialdiagnostik der Angststörungen ist zu beachten, dass diese auch gleichzeitig mit anderen psychischen Erkrankungen bestehen können (Komorbidität).

Behandlung

Psychotherapie

Patienten mit Angststörungen benötigen in jedem Fall ausführliche stützende Gespräche und emotionale Zuwendung. Mit der einfachen Mitteilung, dass es sich bei der Störung nicht um eine organische, sondern um eine seelische Krankheit handelt, lässt sich der Patient meist nicht nachhaltig beruhigen. Deswegen ist eine genaue Aufklärung über die zugrundeliegenden physiologischen Mechanismen wichtig. Bei Patienten mit Angsterkrankungen empfiehlt sich eine psychotherapeutische Behandlung.

Die Anwendung von verhaltenstherapeutischen Verfahren bei den Angststörungen ist durch kontrollierte Untersuchungen gut belegt. So ist zum Beispiel eine Expositionstherapie (wie z. B. „Flooding“ - Reizüberflutungstherapie) bei spezifischer Phobie, Agoraphobie, Sozial-

Angststörungen	ICD-10
Phobische Störungen	**F40**
Agoraphobie	**F40.0**
Furcht vor oder Vermeiden von Menschenmengen, öffentlichen Plätzen, Reisen allein oder mit weiter Entfernung von Zuhause	
ohne Panikstörung	*F40.0*
mit Panikstörung	*F40.01*
Sozialphobie	**F40.1**
Furcht vor oder Vermeiden von sozialen Situationen, bei denen die Gefahr besteht, im Zentrum der Aufmerksamkeit zu stehen oder kritisch beurteilt zu werden (Reden in der Öffentlichkeit, Konferenzen, Parties, Essen vor anderen)	
Spezifische (isolierte) Phobie	**F40.2**
Furcht vor oder Vermeiden von speziellen Situationen oder Objekten, wie z. B. Höhe, Fliegen, Donner, Anblick von Blut, Tieren wie z. B. Spinnen, Insekten, Katzen	
Andere Angststörungen	**F41**
Panikstörung	**F41.0**
nicht auf spezifische Situationen begrenzte, anfallartig auftretende Angstattacken (Herzklopfen, Herzrasen oder unregelmäßiger Herzschlag, Schwitzen, Zittern oder Beben, Mundtrockenheit, Atemnot, Erstickungsgefühl, Enge im Hals, Schmerzen, Druck oder Enge in der Brust, Übelkeit oder Bauchbeschwerden, Schwindel-, Unsicherheits-, Ohnmachts- oder Benommenheitsgefühle, Gefühl, dass Dinge unwirklich sind (wie im Traum) oder dass man selbst „nicht richtig da" ist, Angst, die Kontrolle zu verlieren, „wahnsinnig zu werden" oder ohnmächtig zu werden, Angst zu sterben, Hitzewallungen oder Kälteschauer, Taubheits- oder Kribbelgefühle)	
Generalisierte Angststörung	**F41.1**
über mindestens 6 Monate anhaltende, nicht auf spezifische Situationen begrenzte Angst mit psychischen und körperlichen Angstsymptomen und ständiger Besorgnis, z.B. um Verwandte	
Angst und depressive Störung gemischt	**F41.2**
gleichzeitiges Bestehen leichterer Angst- und depressiver Symptome, begleitet von vegetativen Beschwerden, wobei das Ausmaß noch nicht so stark ist, dass die Kriterien einer anderen Angststörung oder einer Depression erfüllt werden	
Zwangsstörung	**F42**
Vorwiegend Zwangsgedanken und Grübelzwang	*F42.0*
Vorwiegend Zwangshandlungen (Zwangsrituale) wie Wasch-, Ordnungs-, Kontroll-, Zählhandlungen u.a.	*F42.1*

Tabelle 1: Einteilung der Angststörungen (nach ICD-10[7])

phobie oder Zwangsstörung sehr wirksam. Hierbei wird der Patient „in vivo" mit den angstauslösenden Situationen konfrontiert (z. B. Fahrstuhlfahren bei Agoraphobie, Anfassen schmutziger Gegenstände bei Zwangsstörung). Auch für die kognitive Verhaltenstherapie existieren zahlreiche Wirksamkeitsnachweise.

In der Praxis werden häufiger psychoanalytisch bzw. tiefenpsychologisch orientierte Verfahren angewendet. Zum Wirkungsnachweis existieren nur Einzelfallberichte, aber kaum kontrollierte Studien (1).

Für Methoden wie autogenes Training, Hypnose und Biofeedback fehlen die Belege der Wirksamkeit.

Psychotherapie und medikamentöse Behandlung müssen bei der Behandlung der Angststörungen als gleichberechtigt angesehen werden. Die Ansicht, dass Psychotherapie und

Medikamente nicht gleichzeitig angewendet werden sollten, kann nicht mehr aufrechterhalten werden. In einigen kontrollierten Studien konnte gezeigt werden, dass gerade die Kombination von Psycho- und Pharmakotherapie erfolgreicher war als eine Monotherapie (2-4). In letzter Zeit setzte sich deswegen eine pragmatische Vorgehensweise durch, bei der - individuell auf den Patienten abgestimmt - Psycho- und Pharmakotherapie nebeneinander durchgeführt werden.

Pharmakotherapie

Die medikamentöse Behandlung darf nicht Ersatz für das ärztliche Gespräch sein. Vor Beginn der Behandlung sollte der Arzt den Patienten genau über die Entstehung der körperlichen Ausdrucksformen der Angst aufklären. Patienten mit Angsterkrankungen sind nicht selten gegenüber einer Behandlung mit Medikamenten skeptisch eingestellt. Sie befürchten mögliche Nebenwirkungen oder eine Abhängigkeitsentwicklung - auch bei Medikamenten ohne Suchtpotential.

Die Therapie von Angsterkrankungen unterliegt einem ausgeprägten Placeboeffekt. Es wird dennoch nicht empfohlen, Arzneimittel oder Präparate zu verordnen, deren Wirkung nicht über die Placebowirkung hinausgeht, da dieser Effekt oft nicht dauerhaft anhält und dadurch außerdem dem Patienten die Behandlung mit einem wirksamen Arzneimittel vorenthalten wird.

Da Angst- und Zwangserkrankungen häufig in Phasen verlaufen und auch Spontanbesserungen auftreten, muss die Pharmakotherapie in der Regel über 6-12 Monate, selten auch länger, durchgeführt werden.

Antidepressiva

Selektive Serotonin-Wiederaufnahme-Hemmer (SSRI)

Die Wirksamkeit der SSRI wie Citalopram, Fluoxetin, Fluvoxamin, Paroxetin und Sertralin bei Angststörungen (Panikstörung, generalisierte Angststörung, soziale Phobie, Zwangsstörung) ist durch zahlreiche Studien nachgewiesen. Zu Beginn der Behandlung treten Nebenwirkungen wie leichte Übelkeit, Unruhe, Schlaflosigkeit u. a. auf, wodurch die Compliance manchmal eingeschränkt wird. Da die SSRI im Vergleich mit den TZA bei gleicher Wirkung insgesamt weniger Nebenwirkungen haben, gelten sie als Mittel der ersten Wahl. Die Wirkung setzt zwischen 1 und 3 Wochen (in manchen Fällen auch später) nach Beginn der Behandlung ein.

TZA (trizyklische Antidepressiva)

Die Behandlung von Angststörungen mit TZA ist bewährt und insbesondere für Imipramin und Clomipramin gut belegt.

Gerade zu Beginn der Behandlung wird allerdings die Compliance durch Nebenwirkungen wie Mundtrockenheit, orthostatische Regulationsstörungen, Tachykardie u. a. eingeschränkt. Die Dosierung sollte einschleichend und ebenso hoch erfolgen wie bei der Depressionsbehandlung. Eine Unterdosierung kann zu einem Therapiemisserfolg führen, ohne dass wesentlich weniger Nebenwirkungen auftreten als bei ausreichender Dosierung. Da bei Antidepressiva die Wirkung oft mit einer Latenz von 1-3 Wochen (in einigen Fällen auch länger) einsetzt, besteht die Möglichkeit, dass der Patient das Medikament in dieser

Periode absetzt, insbesondere dann, wenn er vorher nicht über einen möglichen verzögerten Wirkungseintritt und die unerwünschten Wirkungen, die besonders in den ersten Tagen der Behandlung eine Rolle spielen, aufgeklärt wurde.

Selektiver Serotonin-Noradrenalin-Wiederaufnahmehemmer (SSNRI) Venlafaxin
Die Wirksamkeit von Venlafaxin bei generalisierter Angststörung ist durch mehrere Studien nachgewiesen. Zu Beginn der Behandlung treten Nebenwirkungen wie Übelkeit, Unruhe, Schlaflosigkeit u. a. auf, wodurch die Compliance manchmal eingeschränkt wird. Die Wirkung setzt zwischen 1 und 3 Wochen nach Beginn der Behandlung ein (in manchen Fällen auch später).

Reversibler MAO-Inhibitor
Der reversible selektive MAO-A-Inhibitor Moclobemid hat nicht die schwerwiegenden Neben- und Wechselwirkungen der alten, irreversiblen MAO-Inhibitoren. Die Wirkung setzt zwischen 1 und 3 Wochen nach Beginn der Behandlung ein (in manchen Fällen auch später). Die Wirksamkeit von Moclobemid bei der Sozialphobie wurde in 2 Doppelblindstudien gezeigt; eine Studie zeigte keinen Unterschied zu Placebo; eine Studie zeigte nur geringe Effekte.

Benzodiazepine
Die Wirksamkeit der Benzodiazepine bei den Angststörungen (Panikstörung, generalisierte Angststörung, Sozialphobie) ist durch zahlreiche Studien nachgewiesen. Die angstlösende Wirkung setzt sofort ein. Benzodiazepine verfügen über eine unterschiedliche Wirkungsdauer. In der Regel sollten zur anxiolytischen Behandlung Wirkstoffe mit mittlerer bis langer Wirkungsdauer eingesetzt werden. Benzodiazepine sind wenig toxisch, werden daher gut vertragen und können mit anderen Medikamenten kombiniert werden. Bei länger dauernder Behandlung kann es allerdings bei prädisponierten Personen zu einer Abhängigkeitsentwicklung kommen. Daher sollte eine Behandlung in der Regel nicht länger als 8-12 Wochen durchgeführt werden. In besonderen Fällen kann eine jahrelange Gabe jedoch gerechtfertigt sein. Sind Suchtentwicklungen aus der Anamnese bekannt (z.B. Alkoholmissbrauch), sollte von einer Verordnung Abstand genommen werden.
Die Behandlung mit Benzodiazepinen kann auch dann gerechtfertigt sein, wenn andere Behandlungen nicht wirksam waren oder aufgrund von Nebenwirkungen nicht vertragen wurden. Auch zur Überbrückung der Zeit bis zum Wirkungseintritt der Antidepressiva sind Benzodiazepine geeignet oder bei kurzen Belastungen wie z. B. Flugreisen.

5-HT$_{1A}$-Agonist Buspiron
Der 5-HT$_{1A}$-Agonist Buspiron ist bei der generalisierten Angststörung wirksam. Bei der Panikstörung zeigte Buspiron in Doppelblindstudien keine Wirksamkeit.

Antihistaminikum Hydroxyzin
Das Antihistaminikum Hydroxyzin war bei der generalisierten Angststörung in Doppelblindstudien wirksam. Wegen sedierender Effekte sollte das Medikament erst eingesetzt werden, wenn andere Medikamente versagt haben oder kontraindiziert sind. Da

zur Langzeitbehandlung keine Erfahrungen vorliegen, sollte das Mittel nicht über einen Zeitraum von 5 Wochen verabreicht werden.

Neuroleptika

In Deutschland werden Angststörungen nicht selten mit Neuroleptika behandelt. Es kommen niedrigpotente Neuroleptika zum Einsatz oder aber hochpotente Substanzen, wie Fluspirilen, wobei dann sehr viel niedrigere Dosen verwendet werden als in der Schizophreniebehandlung üblich. Der Einsatz von Neuroleptika bei Angststörungen muss kritisch gesehen werden. Die in den 70er und 80er Jahren durchgeführten klinischen Studien zum Einfluss von Neuroleptika auf Patienten mit „Angstneurosen“ sind methodisch unzureichend. Die Behandlung mit Neuroleptika darf nicht länger als etwa 3 Monate durchgeführt werden, da es sonst zu teilweise irreversiblen Spätdyskinesien (unwillkürliche Bewegungen) kommen kann. In der Angstbehandlung sind aber nicht selten längere Behandlungen notwendig. Niedrigdosierte Neuroleptika sollten in der Regel nur dann als Alternativstrategie verwendet werden, wenn andere Behandlungsmethoden nicht ansprechen oder wegen Nebenwirkungen nicht durchgeführt werden können.

Betarezeptorenblocker

In der Vorstellung, dass diese Wirkstoffe durch eine Blockade peripherer Betarezeptoren vegetative Symptome der Angst wie Herzrasen, Tremor usw. abschwächen können, werden sie nicht selten bei Angststörungen eingesetzt. Nach den vorliegenden Doppelblindstudien konnte jedoch keine Wirksamkeit bei Angststörungen gesichert werden. Da Patienten mit Angststörungen nicht selten unter labilem Blutdruck oder orthostatischer Dysregulation leiden, kann es ggf. zur Verstärkung dieser Störungen kommen.

Homöopathische Zubereitungen und Phytotherapeutika

Für homöopathische Zubereitungen gibt es keine Wirksamkeitsnachweise für die Behandlung von Angst- oder Zwangsstörungen.

In Deutschland werden bei Angsterkrankungen sehr häufig Phytotherapeutika verordnet. Zur Anwendung kommen Johanniskraut-, Kava-Kava[1)]-, Baldrianpräparate. Für diese Präparate gibt es keinen ausreichenden, den anderen Wirkstoffgruppen - wie z. B. Antidepressiva oder Benzodiazepinen - vergleichbaren Wirksamkeitsnachweis bei Angst- oder Zwangserkrankungen.

Bei der Behandlung mit Phytotherapeutika ohne gesicherten Wirknachweis kommt es nicht selten nach anfänglichen (Placebo-)Erfolgen zu einem Therapieversagen, wodurch das Vertrauen in den Arzt eingeschränkt wird. Die Begründung für den Einsatz besteht oft in der erhofften geringen Nebenwirkungsrate. Die Anwendung kann daher und in Anbetracht der teilweise erheblichen Kosten für das Gesundheitssystem nicht empfohlen werden.

1) Wegen möglicher Lebertoxizität wurde vom BfArM ein „Stufenplanverfahren“ für Kava-Kava-Präparate eingeleitet.

Literatur

1. **APA** (1998) Practice guideline for the treatment of patients with panic disorder. Work Group on Panic Disorder. American Psychiatric Association. Am. J. Psychiatry 155: 1-34
2. **Bandelow** B (2001) Panik und Agoraphobie - Ursachen, Diagnose und Behandlung. Wien: Springer
3. **Bandelow** B (2002) Generalisierte Angststörung - Medikamentöse und psychotherapeutische Verfahren und Kombinationstherapie im Vergleich. In: Bandelow B (Hrsg.): Angst- und Panikerkrankungen. Bremen: UNI-MED
4. **Bandelow** B (2002) Soziale Phobie - Medikamentöse und psychotherapeutische Verfahren und Kombinationstherapie im Vergleich. In: Bandelow B (Hrsg.): Angst- und Panikerkrankungen. Bremen: UNI-MED (im Druck)
5. **Karno** M, Golding JM, Sorenson SB, Burnam MA (1988) The epidemiology of obsessive-compulsive disorder in five US communities. Arch Gen Psychiatry 45: 1094-1099
6. **Kessler** RC, McGonagle KA, Zhao S et al. (1994) Lifetime and 12-month prevalence of DSM-III-R psychiatric disorders in the United States. Results from the National Comorbidity Survey. Arch Gen Psychiatry 51: 8-19
7. **WHO**. Weltgesundheitsorganisation (1994) - Internationale Klassifikation psychischer Störungen. ICD-10 Kapitel V (F). Forschungskriterien. Herausgegeben von Dilling H, Mombour W, Schmidt MH, Schulte-Markwort E. Bern/Göttingen: Huber

Weitere im PsychoGen Verlag erschienene Bücher:

Differenzierter Umgang mit Antidepressiva
ISBN 3-9803949-9-9

Benzodiazepine und Nicht-Benzodiazepine
ISBN 3-9803949-6-4

Psychogenicum
ISBN 3-9807697-0-4

Forensik 2000
15. Eickelborner Fachtagung
ISBN 3-9803949-7-2

Forensik 2001
16. Eickelborner Fachtagung
ISBN 3-9807697-1-2

Im Herbst erscheint Forensik 2002

Aktuelle Aspekte der biologischen Psychiatrie
ISBN 3-9803949-8-0

Tanztherapie
ISBN 3-9801479-5-9